ふるさとの笑顔が、
咲き始める場所

地域包括ケアシステムを実践する、
とある病院のチャレンジ

田中志子
Tanaka Yukiko

GENTOSHA
幻冬舎 MC

ふるさとの笑顔が、咲き始める場所

地域包括ケアシステムを実践する、とある病院のチャレンジ

はじめに

世界で最も高齢化率の高い国は日本です。

総務省統計局の調査（２０２０年９月）では、総人口における65歳以上の高齢者が占める割合は28・７％。約３６００万人にのぼり、４人に１人以上が高齢者となっています。

その数は今後さらに増え、２０２５年にはおよそ３６５０万人になると試算されています。高齢化率は30％を超え、日本はこれまで人類が経験したことのない「超・超高齢社会」に突入することになります。

高齢化に比例して医療費や介護費などの社会保障費は爆発的にふくれあがり、このままでは日本の財政は破たんの危機に瀕するともいわれています。

また、高齢になると病気にかかりやすくなるうえに、介護サービスの必要性も増してきます。なかでも深刻なのは認知症です。厚生労働省の調べによると、２０２５年には認知症高齢者の数がおよそ７００万人にのぼるとされています。

こうしたことを受け、日本政府は医療機関・介護事業者・地域住民・自治会・ボランティア・ＮＰＯなどが一体となって地域全体で高齢者を支える「地域包括ケアシステム」の構築を進めています。

その地域包括ケアシステムを、群馬県北部にある人口およそ5万人のまち沼田市で展開しているのが、私たち大誠会グループです。「地域といっしょに。あなたのために。」を理念とし、地元住民の方々や職員たちとともに、誰もが安心して暮らせる地域づくりを進めています。そして、今年２０２１年には創立45周年を迎えることができました。

沼田市は日本全体よりも10年ほど早く、２０１５年に高齢化率30％を超えました。少子化や、それに伴う労働人口の減少、医療や介護の分野における整備が課題といわれている２０２５年問題に、大誠会グループはいち早く取り組み続けてきました。

例えば、介護老人保健施設の設立です。介護施設がまだ一般的でなかった、１９８０年代から医療と介護の両立を図ってきました。また、認知症のある患者さんの尊厳を守るために椅子やベッドに縛り付けない「身体拘束ゼロ」の徹底も追求してきました。

このほかにも、障がい児と高齢者、そして保育園児が同じ空間で過ごせる福祉・介護施設の開設や、地域の方たちとともにまちづくりを考えるＮＰＯ法人の設立、過疎地域で買い物難民となっている方たちへ向けた移動型コンビニ事業の展開、障がい者施設と商業施設を組み合わせた地域共生型施設の開設など事業を広げていくことで地域包括ケアのシステムを確立してきたのです。

一方で、良質な医療・介護・福祉のサービスを地域の方々に提供していくには職員が健康であることが重要という考えのもと「健康経営」を推進しています。元気に働ける環境づくりを進めると同時に、長期的に安心して仕事に取り組める風土も育んできました。

その一つに、職員の子どもたちを対象とした保育所・学童クラブ等の開設や医療福祉業界では珍しい年間休日１２０日の設定が挙げられます。もちろん産休・育休の取得奨励にも力を入れ、厚生労働省からは子育てサポート企業として「次世代認定マーク（くるみん）」の認定も受けています。現在は、さらに高水準のレベルを満たした企業に認定される「プラチナくるみん」の取得の準備を進めているところです。

このように、安心して働ける場を整えたことにより、県内外から「大誠会で働きたい」と言ってくれる方たちも集まるようになりました。

大誠会グループでは地域の方々や職員にとって、必要と思えることはどんどん取り入れてきました。結果的にそれは沼田市の「まちづくり」につながっていったと思っています。いうなれば「医療・福祉・介護を融合させること（地域包括ケアシステム）によって、子どもから高齢者まですべての方々が安心して暮らせるまちづくり」です。


本書では、私たち病院と職員が地域のために尽くし、さらに地域の方々が病院を信頼し、協力してくださることで地域包括ケアシステムをどのようにして確立していったか、その過程と現在の活動を解説します。

大誠会グループの今までの歩みを通して、超・超高齢社会を迎える日本の地方都市での医療のあり方やまちづくりを考えるきっかけをつかんでいただければ、著者としてこれほどうれしいことはありません。

目次

はじめに……2

第1章 医療・介護・福祉
暮らしの安心を支えるサービスを地域に

安心と笑顔のまちづくり……12
きっかけは高齢化による社会問題の解決……18
介護制度から漏れた人たちのためにNPO法人を設立……20
誰もが同じ空間で〝ごちゃまぜ〟の笑顔の交流……30
院内にオシャレアイテムを扱うセレクトショップをオープン……35
買い物難民を救う移動型コンビニ事業……40

15年越しの約束を果たしたヘルシーパーク……45

第2章　医療と介護の連携に早くから取り組んだ「まちのかかりつけ病院」

最初は弁護士を目指していた父……52
執筆した痔瘻の専門書が思わぬ反響を呼んだ……56
退院できない高齢者の受け皿になる介護施設の必要性……60
駆け込み増床と誤解され申請が却下に……65
県内初の認知症専門棟が開設……71

第3章　看護師の意識を変え「身体拘束ゼロ」を実現

私が医師になった経緯……78

衝撃的な光景に立ちすくむ……84
病棟全体の雰囲気がガラリと変わった……88
慢性期医療ならではの楽しさ……95
縛らない医療・看護・ケア……101
「ここに転院してきて良かった」という人も……106
身体拘束ゼロのためのケアマニュアル……109
暴言暴力の症状が一カ月で治まる……114
何歳になっても生きがいはつかめる……117
認知機能が衰えた高齢者のためのドライバーリハビリ……121

第4章 職員が安心して働ける環境づくりがサービスの質を向上させる

健康経営に取り組む理由……124
夫婦そろって転職し、そのまま群馬に永住……128

男性も気兼ねすることなく育休が取れる風土づくり……137
自身の世界を広げるために沼田市へ……140
医師になることを選んだ三人の子どもたち……144
地域の人の声……148

第5章　事業拡大から見えた「地域づくり」という病院の役割を担って

国が推進する「地域包括ケアシステム」……154
どれか一つではなく、すべてを……158
まちづくりの取り組みへの評価……162
まちづくりではなにを優先するか……164
行政との連携による認知症ネットワーク……166
病院だからこそできるまちづくり……168

おわりに……174

第1章

医療・介護・福祉
暮らしの安心を
支えるサービスを地域に

安心と笑顔のまちづくり

２０２1年4月から、65歳以上の高齢者を対象とした新型コロナウイルスのワクチン接種が始まりました。その対象人数は全国で約３６００万人にのぼります。

このワクチン接種の報道をきっかけに「日本にはこんなにもたくさんの高齢者がいたのか」と改めて驚いた方も少なくなかったようです。なんとなく日本が高齢化を迎えていることは知っていても、日常生活で具体的な数字を意識する機会はそう多くありません。内閣府の発表した「令和2年版高齢社会白書（全体版）」によると、超高齢社会を迎えている日本は、いまや3・5人に1人以上が高齢者で占められています。そして、その数は今後さらに増えていくと考えられているのです。

高齢者ほど新型コロナウイルスが重症化しやすいことは、テレビや新聞でしきりに報道されていますが、加齢によって生じるリスクは、ほかにもたくさんあります。

その代表的なものが「認知症」です。

認知症のある患者さんの増加に対して日本政府は、地域包括支援センター・医療機関・介護事業者・地域住民・自治会・ボランティア・ＮＰＯなどが一体となって地域全体で高齢者を支える「地域包括ケアシステム」の構築を進めています。

地域包括ケアシステムは「高齢者の尊厳の保持と自立生活支援の目的のもとで、可能な限り住み慣れた地域で、自分らしい暮らしを人生の最期まで続けることができるよう、地域の包括的な支援・サービス提供体制の構築を推進する」（厚生労働省HP「地域包括ケアシステム」より引用）というものです。その構築は2025年、「団塊の世代」と呼ばれる方たちが75歳以上の後期高齢者になるタイミングを見据えて進められています。

高齢者が要介護状態になったとしても、人としての尊厳を奪われるようなことがあってはなりません。また、その人らしい生き方ができるように、地域が一体となって支えていく必要があります。地域包括ケアシステムは、そうした環境をつくり上げていこうという考えを目標としています。

地域包括ケアシステムの構築においては、地域の自主性や主体性が重要で、国は各市町村に「地域包括支援センター」の設置を推進しています。地域包括支援センターの役割は、「介護保険以外のサービスも含めた総合的な相談対応」や「高齢者に対する虐待の防止・早期発見に取り組む権利擁護」さらに「介護支援専門員のサポートや介護予防のプラン作成」など多岐にわたります。私たちも群馬県沼田市において、こうした地域包括支援センターとともに地域包括ケアシステムの一端を支えています。

地域包括ケアシステムは、よりかみ砕いて説明すると「地域の高齢者を地域全体で支えていく」というものです。そして、それにはさまざまなメリットがあります。

まず挙げられるのは、高齢者が施設に入るために、住み慣れた地域を出ることなく、そこでずっと暮らしていけることです。体調や家庭環境にもよりますが、地域に高齢者を支える環境が整っていなければ、高齢者は住み慣れた市町村を離れ、遠く離れた施設などで新たな生活を始めなければならないケースが生じてきます。しかし、生活環境の変化は高齢者、とりわけ認知症のある方たちには精神的に大きなストレスを与えるため、そのような事態は極力避けたいものです。地域包括ケアシステムが構築されている地域では、施設に入所しなくても自宅で生活しながら受けられるサービスが多く提供されているため、高齢者は引っ越す必要がありません。

また、介護者の負担を減らせることも大きなメリットといえます。通常、介護の当事者となるのは家族です。しかし家族だけでの介護にはやはり限界があります。そういうときに、さまざまな関係機関からサポートの手が寄せられれば、介護をする方の負担も軽減されるということになります。

さらに、地域包括ケアシステムは、その取り組みを通して地域の方々に「健康の重要性」を意識づけ、それは要介護状態となることへの抑止力につながります。自立して生活していける健康寿命を延ばせば、高齢者にとって生活の質の低下を防ぐことになり、同時に介護する側の負担も抑えられます。「令和2年版高齢社会白書（全体版）」によると、日本は高齢化だけではなく少子化も進んでおり、介護の担い手も少なくなりつつあるというのが現状です。こうした状況においても地域包括ケアシステムは有効なのです。

最後に、画一的なサービスではなく、地域の実情に応じた介護サービスを展開できるという点も、地域包括ケアシステムのメリットとして強調しておきたい点です。その地域ならではの高齢者のニーズや状況に応えることで、高齢者により安心して生活してもらうことができます。

このように、医療機関や介護事業者・地域住民・自治会・ボランティア・NPO・地域包括支援センターが一体となり、総合的な力を発揮することで超高齢社会がもたらすリスクに立ち向かうことができるわけです。

地域に高齢者をしっかりと支える環境が整っていれば、そこに暮らす方は大きな安心感を得ることができます。高齢者はもちろん、若い世代にとっても、高齢である親を支えてくれる「現在の安心」、自分自身が高齢者になったときも支えてもらえるという「未来の安心」を感じることができ、地域に対する信頼も育まれていくというわけです。

そして、その安心は、高齢者のためだけにあるものではありません。

高齢者はもちろん、子どもたちも、子育てをする世代も、障がいをもつ方たちも、さらにいえば地域に暮らすすべての方たちに同様に与えられるべきです。0歳から100歳まで、すべての世代に暮らしのうえでの安心感を届けていく――私たちは、そのことが「まちづくり」につながっていくことだと考えています。

地域包括ケアシステムを突き詰めていけばまちづくりに到達するというのは、これまで私たちのグループが事業を展開していくなかで実感したことでもあります。

また、自分が生活する地域に対する安心感は、やがて信頼感となり、日々の暮らしに「笑顔」を生みだします。この「笑顔」も、私たちにとって重要なキーワードです。

安心と笑顔に満ちたまちづくりを目指し、日々さまざまな取り組みに挑戦してきました。

私が理事長を務める医療法人の中核にあるのは、半世紀近い歴史をもつ病院です。それもあってか、これまで多くの事業を立ち上げるなかで「なぜ病院がそんなことまでするんですか？」という質問を何度も受けてきました。私たちのように医療や福祉・介護といった枠にとらわれない事業を多く展開している医療法人は、全国的にも珍しいようです。

しかし、私たちも最初から事業の多角化を目指していたわけではありません。その源流をたどれば一般的な個人の診療所に行き着きます。介護や福祉の分野はその当時ではまだ視野に入っておらず、どこのまちにも見られるごく普通の診療所だったのです。

きっかけは高齢化による社会問題の解決

それが大きく変わるきっかけとなったのは、グループの創始者である父・内田好司が始めた介護老人保健施設でした。父がこの施設を病院とともに開設したのは、1988年のことです。

今でこそ医療と介護を連携させたトータルケアは珍しくなくなってきましたが、当時は全国的に見てもまだほとんど例がありませんでした。その意味でも、病棟の中の介護老人保健施設の登場は画期的なことだったといえるのです。

介護老人保健施設は、病院と自宅の中間的な存在で、退院後の要介護者（要介護度1以上）の自宅復帰を目標に介護・看護・リハビリサービスを提供する施設のことを指します。病気で入院をした高齢者の中には、「家族の側で十分な介護ができる準備が整っていなかった」などの理由で、退院をしてもすぐに自宅に戻れない事情を抱える人がいます。

介護老人保健施設では、こうした方たちに3～6カ月を目安として施設に入所してもらい、介護を受けながら在宅復帰のためのリハビリを行ってもらいます。さらに、入所するほどではないもののリハビリが必要な人・認知症ケアが必要な方も含め、介護の必要度合いに応じながらきめの細かいケアを提供します。こうした施設が必要だと早くから気づいた父の慧眼には、娘ながらうならざるを得ません。

父が介護老人保健施設をつくろうと考えたのは、当時問題視されていた「社会的入院」に対してなんとかしたいという思いからでした。

社会的入院とは、在宅での療養が可能でありながら、家庭の事情や介護施設等の受け入れ先が見つからないため、入院を継続せざるを得ない状態をいいます。そうした高齢の入院患者さんを多く抱えている病院は「老人病院」と呼ばれていました。

膝や腰の痛みが原因で入院していた患者さんの中にも、退院後は自宅に戻らず、そうした老人病院に再入院するケースが少なくありませんでした。排泄等に介助が必要でも家族だけでは手が回らないため、その役割を病院が担っていたのです。

「これから高齢者はますます増えるのに、この状況を放っておいたら、診療所がパンクしてしまう」

そう考えた父は、有床診療所の経営者でありながら、介護の分野に進出することを決意したのです。

介護制度から漏れた人たちのためにNPO法人を設立

高齢者の介護という面では2006年に設立したNPO法人も、その一つのアプローチです。

私たちがNPO法人をつくった経緯にはちょっとしたドラマがありました。

日本で介護保険制度がスタートしたのは、2000年のことです。これは増加の一途をたどる高齢者をサポートするための制度ですが、じつはこの制度が施行されることで困った状況に陥る高齢者たちもいたのです。

介護保険サービスの対象者は自治体から「要介護」または「要支援」の認定を受けた方たちです。そうでない方たちは対象外となってしまうわけですが、認定を受けるほどではないからといって生活面でのサポートが不要かというと、そうでもありません。

一番分かりやすい例が「亭主関白型の男性」でしょう。家事のいっさいを奥さんに任せていて、自分で料理をつくることはもちろん、着替えの下着がどこにあるのかも知らないといったタイプの人たちです。奥さんが元気であればそれでもなんとかなりますが、奥さんが亡くなってしまったり、熟年離婚してしまったりといった事情から、一人暮らしをしている方たちも少なくありませんでした。

こうした方たちはすでに高齢になっているため、いまさら家事能力を身につけて「自活をしてください」といっても、まず不可能な話です。誰かがサポートの手を差し伸べなければならないのですが、「要介護」や「要支援」の状態ではないため、介護保険サービスは使えません。

私たちの施設利用者さんのなかにもそうした方たちがいて、職員たちの間から「なんとかしてあげたいね」という声が出て来ました。私も同じ思いでした。そこで、考えたのが配食サービスです。毎日お弁当をつくって、必要とする方たちの家まで届けるというものでした。

当時、コンビニの数は今よりずっと少なかったですし、群馬県という土地がら、都会のように徒歩数分で気軽に行けるものではありませんでした。スーパーマーケットは生活圏にそれなりの数がありましたが、そもそも料理ができない方にとっては、食生活に偏りが出てしまうのは当然です。その点、病院でつくるお弁当は栄養面でもしっかりとコントロールされています。

それで実際に配食サービスをはじめ、高齢者たちにも喜ばれていたのですが、しばらくして行政からストップがかかったのです。理由を聞くと「医療法人の定款の要件を超えている」とのことでした。行政側でも地域の高齢者のために配食サービスを行ってはいたのですが、それは週に2回昼食のみというペースでした。そこで私は市の担当者たちに話す機会を設けてもらいました。

「ご指摘の点は分かりましたが、週に2回の配食では足りないと思うんです」

「それは確かにそうなんです。でも、医療法人が配食をするのは難しいんですよ」

「どうすればいいんでしょうか？　私たちとしても困っている高齢者を見捨てるわけにはいきませんし、それは市としても同じことだと思いますが」

「もちろん、おっしゃるとおりです。では一緒に考えてみましょうか」

市の担当者も「規則は規則ですから」と杓子定規に考えるのではなく、地域の高齢者のために打開策を考えようとしてくれました。そうして一緒に考えた結果として出てきたアイディアが「NPO法人」だったのです。新たにNPO法人を設立して、配食サービスはそこが行うというものです。

NPO法人は日本語で「特定非営利活動法人」と言います。「非営利」という言葉の印象からボランティア団体としてのイメージをもつ方も多いようですが、決してそうではありません。NPO法人は事業活動を通して収益を上げてもいいことになっています。言い換えれば、お金を得るための事業を行ってもいいということです。

ただし、事業自体はお金を得ることを第一の目的としているわけではありません。事業として最優先すべきは「社会貢献」です。

一般的な法人である株式会社は利益を上げることを第一の目的として事業活動を行います。そして事業によって獲得した利益は株主に配当として分配することが可能です。出資という形で企業の株を買うのは、基本的にその分配に期待してのことです。

一方のNPO法人は利益を分配することはできません。

社会貢献が目的なので、事業によって得たお金は、その目的に沿って使わなければならないのです。もちろん、NPO法人で働く職員や事業に必要な経費など出費も発生するので、それらに対しては支払いを行います。そのうえで残った利益を再び事業の目的だけに使っていくということです。

「社会貢献」が第一の目的ですから、配食サービスもそこに含むことができます。それ以外にも、目的に沿ったことなら大きな制約を受けることなく、いろいろと手がけることができます。私はそのアイディアを採用することにしました。

私がＮＰＯ法人に乗り気になったのは、地域の方々を仲間として一緒にまちづくりを進めていくことができるとも考えたからです。

ＮＰＯ法人はその事業内容に賛同を覚えた方なら誰もが会員になることができます。正会員と賛助会員があるのですが、正会員になると事業活動に参加ができ、総会での議決権も得られます。株式会社の場合、その事業に携わるには社員にならなければなりませんが、ＮＰＯ法人ならもっと気軽に参加ができるということになります。

また、株式会社なら1人からでもつくれるのですが、ＮＰＯ法人は複数人の正会員がいないと設立できません。自分以外の賛同者を集められない活動は公益的とはいえないという考えからです。それだけに、ＮＰＯ法人の設立には多くの方々の理解と共感が必要になります。まちづくりを目指す私たちにとっては、地域の方の理解や共感を得るといったステップはむしろ歓迎すべきものでした。

私たちのＮＰＯ法人の目的は「高齢者や障がい者・障がい児に対する理解を深め、誰もが生きがいをもって安心して暮らせる福祉のまちづくり、人権擁護、社会参加、

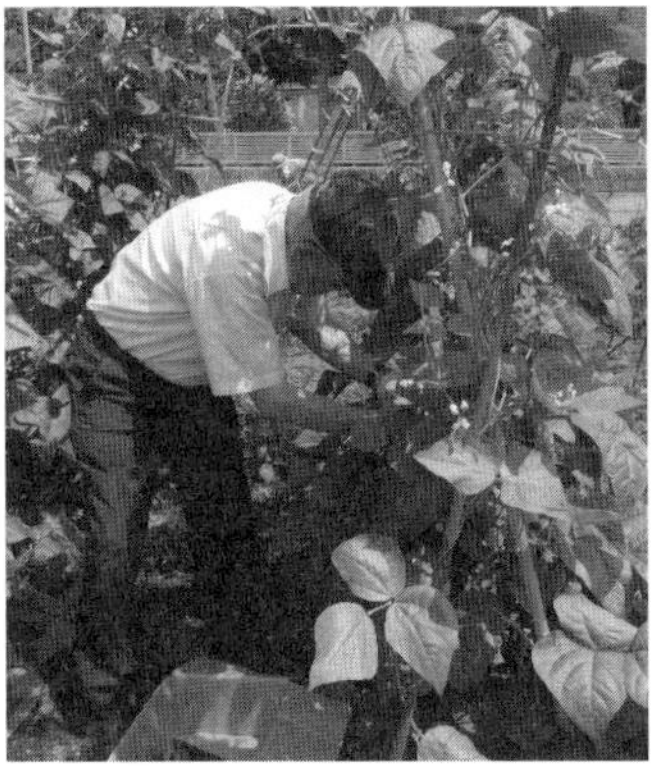
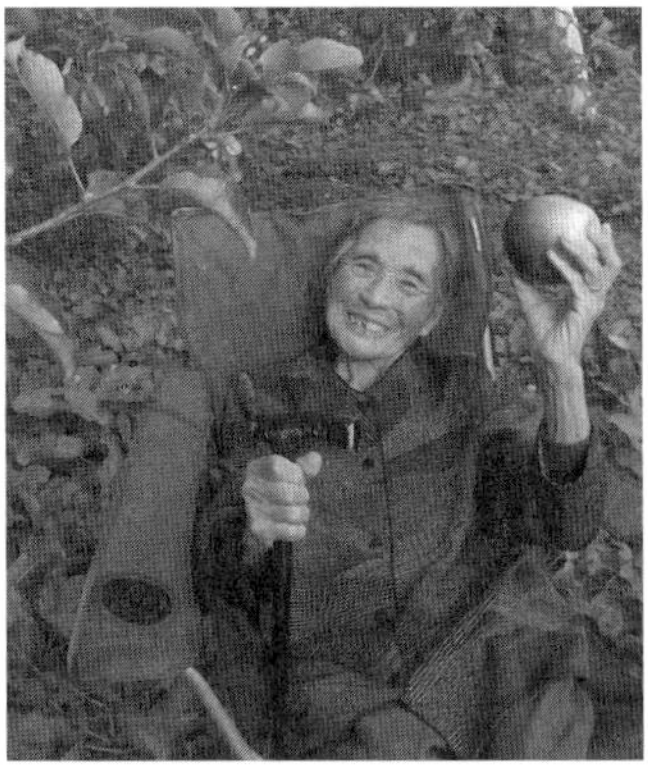

「みんなのはたけ」での作業。「みんなのりんご園」ではりんご狩りが楽しめる

地域連携と協働、その他必要な業務を行い、公益の増進に寄与すること」です。この思いに一人でも多くの地域の方が賛同し、ともに歩んでいってもらえれば……との思いがありました。

当初は配食サービスを実施する法人としてスタートしましたが、現在では活動内容は多岐にわたります。

まず着手したのは、農業でした。

これは病院の裏手にある空き地を「みんなのはたけ」として開放し、野菜づくりを行うという活動です。畑作業を通じて地域活動・交流を促進することを目的としています。

地域の方たちや軽度認知症の方たちには「生きがい就労」の場として参加してもらい、入院患者さん・施設利用者さんには「意欲向上・機能回復」の場として利用してもらいます。さらに地域の子どもたちに「遊びながら学び、世代間交流を図る」場として加わってほしいというのがこの活動の狙いです。また「畑仕事はしてみたいけれど、一人ではなかなか始めにくい」といった方たちに気軽に参加してもらえるようにしています。

今でも、病院の受付前で採れたて野菜の販売をおこない、季節感あふれる新鮮な野菜が手に入るということで、多くの方たちから喜ばれています。

次には、障がいや病気をもつ子どもたちの親御さんたちのための「親同士の交流の場」をつくりました。育児に関して悩んでいることや分からないことを互いに話し合いながら、それらを解決し、ひいてはストレス軽減につなげていくことを目的としています。

育児に関する悩みは一人で抱えていてもなかなか解決できません。ストレスも溜まる一方です。そこで、同じような境遇にある親御さんたちが交流を図ることで、少しでも苦しみを軽くしてもらいたいと願い、こういった場を用意しました。

私が特に意識したのは、若いお母さんたちの参加です。最初はもっと上の年代の方たちを想定していたのですが、障がいや病気をもつ子どもの親御さんたちにいろいろと話を聞いているうちに、対象はそこではないと考えを改めました。

ある程度の年齢を重ねた方たちの場合、子どもも大きくなっていて、それほど手はかかりません。働きに出ることもできます。でも、小さい子をもつお母さんたちは、それが難しいのです。不安や悩みのなかで育児に追われる日々ですから、最もストレスが大きいのはこの層だと思ったわけです。そのため、若いお母さんたちが気軽に利用できる場にしたいと考えました。

ちなみに、このお母さんたちの会のリーダーは大誠会グループの職員が務めています。彼女自身も障がいをもつ子の親です。彼女を職員にスカウトしたのは私でした。当時、育児に追われて働きたくても働けなかった彼女に私は言いました。

「うちならお子さんを預かることができるし、すぐ近くで仕事ができるから、なにかあったらすぐに会いに行ってあげられるよ。だからお願い。ぜひ、うちで働いて」

その申し出を彼女はとても喜んでくれました。

私がこの会を運営するにあたって、リーダーである彼女に言っていることは「新しい方が入りにくいような雰囲気にはしないこと」です。人はどうしても、サークルや会をつくると古参メンバーの発言力が強くなり、新しいメンバーは縮こまってしまいがちです。しかし、それでは発展的なことができません。

新しい方が気兼ねすることなく仲間になり、誰もが対等に話すことで交流はより豊かなものになっていきます。そういう集まりであり続けてほしいと私は考えています。

開催は月に1回のペース。集まって話をするだけでなく、お茶会やランチ会、お花見などのイベントも行います。親御さん同士はもちろんですが、子どもたちの間でも友達が増えるなど、地域に住む方にとっての交流の場にもなっています。

認知症にやさしい地域づくりネットワーク（通称：SOSネットワーク）づくりも私たちのNPO法人の大切な活動の一つです。認知症による高齢者の一人歩きとは家の中だけではなく、外に出て周囲を歩きまわる行動のことをいいますが、本人にとってその行動にはなんらかの目的があると考えられています。

まわりから見れば意味もなく歩きまわっているように感じられますが、決してそうではありません。目的があっての行動なので止めることも簡単ではないのです。

もし一人歩きによって行方が分からなくなったとき、見つけやすい地域とそうではない地域があります。都市部であれば人の目が多く、一人歩き行動にも気づかれやすいという面があります。一方、人の目が少ない地域ではどうしても見つけにくくなるのです。

沼田市は自然が豊かな地域ですが、一人歩きをする方にとっては命の危険につながりやすい環境だともいえます。人の目が届きにくい山林や谷川、畑などに迷い込んでしまう可能性が高くなるからです。

そのため、認知症のある方が一人歩きによって行方が分からなくなったときには、すぐに見つけ出せる仕組みづくりが必要になってきます。その取り組みとして私たちは認知症にやさしい地域づくりネットワークで捜索メールの配信を行い、捜索活動につなげています。

また、子どもたちにも協力してもらうために毎年小学校で認知症学習や「命の宝さがし訓練」と称した模擬捜索訓練を実施しています。子どもたちが認知症のことを知り、一人歩きについての知識があれば、一人歩きをしている方にも気づきやすくなるというわけです。そして、大人になっても「認知症の人は迷惑な人」と捉えなくなることも期待しています。

誰もが同じ空間で〝ごちゃまぜ〟の笑顔の交流

2017年には、子どもや高齢者を対象とした共生型施設も開設しました。乳幼児から高齢者までの幅広い世代の方たちが、同じ建物の中で互いを思いやり、支え合う心を育む場所づくりを目指した施設です。

これは、かつて新設した保育園が原点となっています。もともと小さな託児所をもってはいたのですが、それをさらに充実させたいとの思いがありました。

そのきっかけは、私自身が親となり「仕事と育児を両立させることがいかに大変なことか」を痛切に感じたことでした。

育児以前に妊娠をしているときから、その大変さは実感していました。

妊娠をすると女性にはつわりをはじめとする体調の変化が訪れます。それに耐えながら仕事に臨まなければなりませんし、お腹の赤ちゃんのためにも無理はできません。妊娠していないときよりも健康管理に気を遣わなければならないのです。

その大変さに加えて、男性側の無理解による圧力にもさらされてしまいます。いわゆる「マタニティ・ハラスメント」です。

私自身も妊娠中に男性医師から面と向かって言われたことがありますが、要は「女性は妊娠・出産で仕事から離れるから現場がまわらなくなって困る」ということです。産休や育休のこともそうですし、体に負担がかかるので当直（通常の診療時間以外に勤務すること）から外れることに対しての言葉だったとも言えます。私以外の女医も、また別の男性医からそれと同じようなことを言われた人がいます。

私は彼らに言いました。「こういうときは、男性であるあなたたちがカバーをすることで女性が安心して働けるようになるし、そういう環境が整っていないと人が集まってこなくなります。出産・育児は女性だけの問題ではなく、男性も関わらなければならないんです。自分に子どもができたとき、奥さんにだけ負担を強いるのが正しいことではないはずです」

そもそも「子どもを産むことに後ろめたさを感じさせてどうするのか」という憤りもありました。私の言葉を理解してくれた男性医もいましたし、そうでない人もいました。いまの大誠会グループには、そうしたマタハラを行う男性はいなくなりましたが、それは私の考えを浸透させたからです。男性職員が出産・育児の面でカバーできるように環境も整えてきました。もちろんこれは女医だけの話ではなく、看護師たちやほかの職員たちにもいえることです。

その一環として、仕事と育児の両立を図る環境づくりのために子どもたちを預かる施設をつくろうと考えたのです。そしてすぐに保育園の開設に向けた動き始めました。開設したときは職員たちにたいへん喜ばれました。対象年齢は0歳児から幼稚園入園までとし、障がいのある児童もそうでない児童も等しく受け入れることにしました。開設当初から預かることになったのは20人前後でした。ちょうど手のかかる時期ですが、保育士を4～6人体制としたことで、預ける職員たちも安心してくれたようでした。もちろん私自身も子どもたちを預けていました。

「明るく思いやりのある子を育む」というモットーで保育をしていましたが、その取り組みの一つとして高齢者とふれあう機会を積極的に設けていました。病院や介護施設との交流会を定期的に行い、園児たちが病棟を訪問するという取り組みです。高齢者のみなさんも園児たちの元気な姿に出会えることを楽しみにしていました。

この取り組みが、子どもたちと高齢者が同じ場所で過ごす現在の施設の姿につながっているのです。現在の施設内にある保育園はそのときの保育園を「企業主導型保育事業」として再スタートしたものです。

企業主導型保育事業とは、内閣府が2016年から始めた企業向けの助成制度のことです。企業が従業員の働き方に応じた柔軟な保育サービスを提供し、サービスの維持・運営に必要な資金の一部を国が負担します。

企業が保育事業所を運営することによって、そこに勤務する従業員のさまざまな働き方に対応することができ、妊娠・育児のために職員が退職するといったことを防げる場合があります。また、従業員以外の地域の子どもたちを受け入れることもできるため、地域の子育て世代を支えることにもつながるのです。実際に、当保育園でも私たちのグループで働いていない家庭の子どもたちも迎え入れています。

じつは開園する前は「募集をかけても児童は集まらない」という声も聞かれました。「沼田市には待機児童がいないから、従業員以外の保護者が利用することはない」というのが、その理由です。

しかし、いざ募集をかけてみると入園希望が殺到して驚きました。働き方が多様化するなかで、育児に悩んでいた方が想像以上に多かったということでしょう。

企業主導型保育事業には「サービスの質が運営企業に委ねられる」という側面があり、その企業で働いていない方が利用を考える場合、「聞いたことない会社だけど、

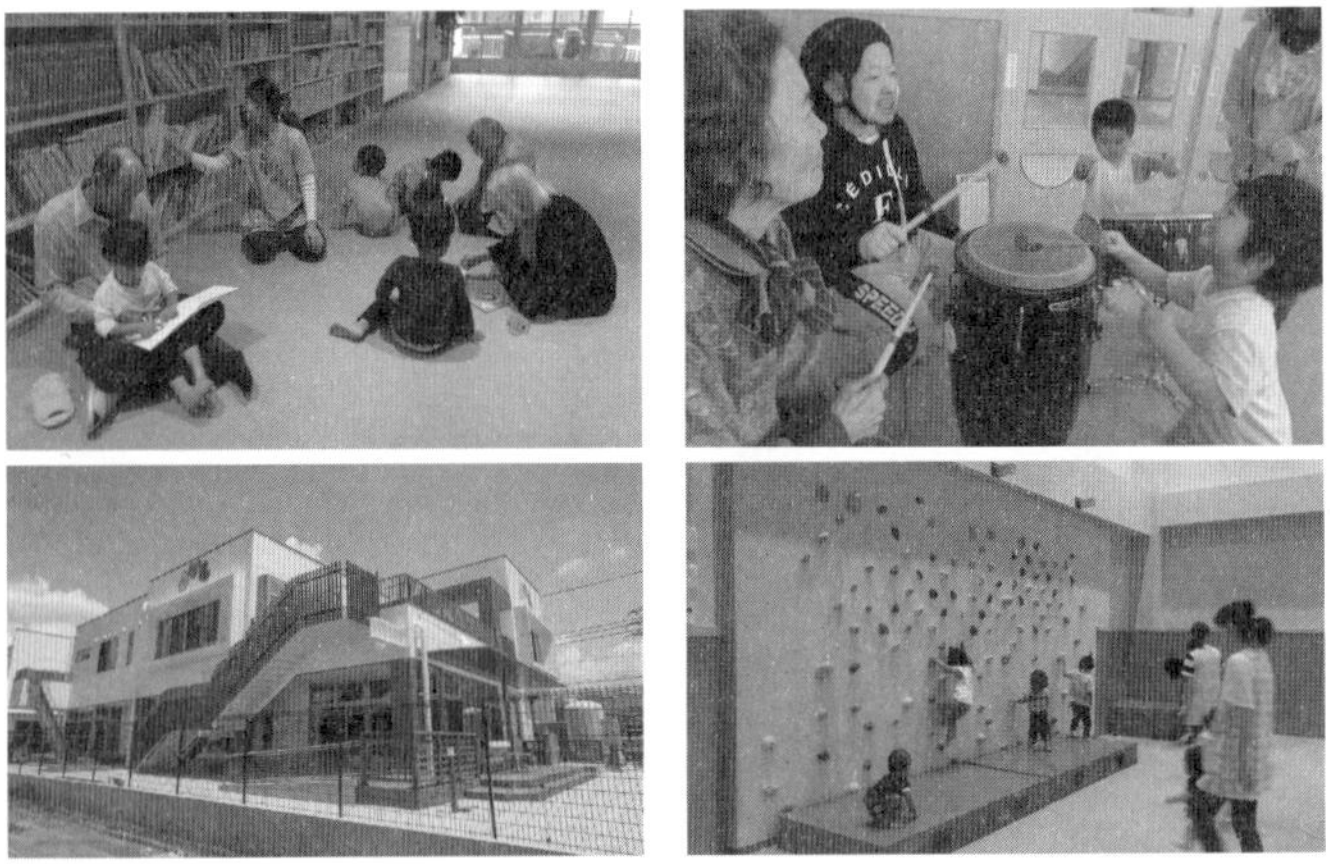

（上）デイサービスの利用者さんと園児たちとの交流
（左下）共生型複合施設の外観　（右下）施設内でボルダリングを楽しむ子どもたち

大丈夫なのかな？」と心配になってしまうこともあるようです。そういった点で、「病院が運営する保育園」というのは、地域の方にとって安心材料だったのかもしれません。

　子どもと高齢者、異なる世代が交流することの効果は、施設を運営するなかでたびたび実感できます。例えば、デイサービスの利用者さんの一人にとても気難しい男性がいて、職員はささいなことでよく叱責されていました。

「また、〇〇さんに叱られちゃった」

「でも、〇〇さんは私たちには厳しいけど、子どもたちには優しいんだよね」

と、職員の間ではそんな会話がよく交わされていました。というのも、その男性は同じ施設内にいる子どもたちが近づいてくると、いつもニコニコ顔になっていたのです。子どもたちは物怖じすることなく、誰にでも近づいて行きますから、つい笑顔になってしまうのでしょう。

また、夕方になるとソワソワと落ち着かなくなる認知症のある女性がいて、その彼女のもとにダウン症の女の子が近づいていき一生懸命に話しかけるという光景も見られました。女の子なりに「このお婆さん、なにか困ってる」と思ったのでしょう。気持ちを落ち着かせてあげようとそばについてあげていたのです。

これこそが多世代交流のすばらしさであり、年齢も障がいも病気も関係なく、誰もが分け隔てなく元気に過ごせるまちの「縮図」だと私は思います。

院内にオシャレアイテムを扱うセレクトショップをオープン

私には、96歳で大往生を遂げた祖母がいました。生前の祖母はオシャレに強いこだわりをもっていて、入院や通院で病院内のショップを訪れたときには、「私たちが身につけたいと思うようなオシャレな商品が少ない」と愚痴をこぼしていました。確かに、高齢者向けの商品としては地味な色合いやデザインのものが大半で、選択肢がほとんどないという状況だったのです。

祖母と同じような思いを抱いている高齢者は少なくないはずで、私は病院でオシャレな商品を販売したら喜ばれるだろうな、とずっと思っていました。とはいえ、ファッション関連の商品を扱うノウハウは私たちにはありません。それでなかなか実現までには至らなかったのですが、ある方との出会いによって叶えることができました。

その方は「TOKIMEKU　JAPAN（トキメクジャパン）」という会社を経営している塩崎良子さんです。塩崎さんはもともとアパレルショップのバイヤー出身で、その後は自身でアパレル会社を起業した方です。ところが若年性乳がんを発症してしまい、せっかく立ち上げたビジネスを断念せざるを得ませんでした。

その闘病生活の際に愕然としたのは「患者になると〝いかにも患者らしい〟ものしか身につけられない」という事実です。アパレルの世界で活躍していただけに、ショックは大きかったといいます。塩崎さんは闘病生活に打ち勝ったあと、そのときの経験をきっかけにファッショナブルなケア・介護用品を発信するようになりました。

私が塩崎さんと初めてお会いしたのは、医療関係者が集まる講演会会場でした。私も塩崎さんも講演者として招かれていたのですが、その塩崎さんの話を聞いて私はたいへん感銘を受けました。そこで、講演会が終わったあとすぐに声をかけさせてもらったのです。

「塩崎さん、うちの病院でショップをつくってくれませんか？　塩崎さんが自由に考えてもらったもので構いません。費用のことも気にしないでください」

初対面でいきなりそのような話をして、きっと驚かれたと思いますが、彼女は快く引き受けてくれました。彼女としてもショップづくりは初めてのことで「いいチャレンジの機会になる」と考えてくれたようです。

そうした経緯で、2017年、私たちの病院には一般的な病院のイメージとは異なる華やかなセレクトショップがオープンしました。

コンセプトは「命輝く、お洒落で、心安らぐ病院内のオアシスショップ」で、扱っている商品はデザイン性の高いケア・介護用品や衣類・雑貨・ステーショナリーなどです。例えばカラフルな色合いの杖やデザイン性の高い帽子、上品なアクセサリーな

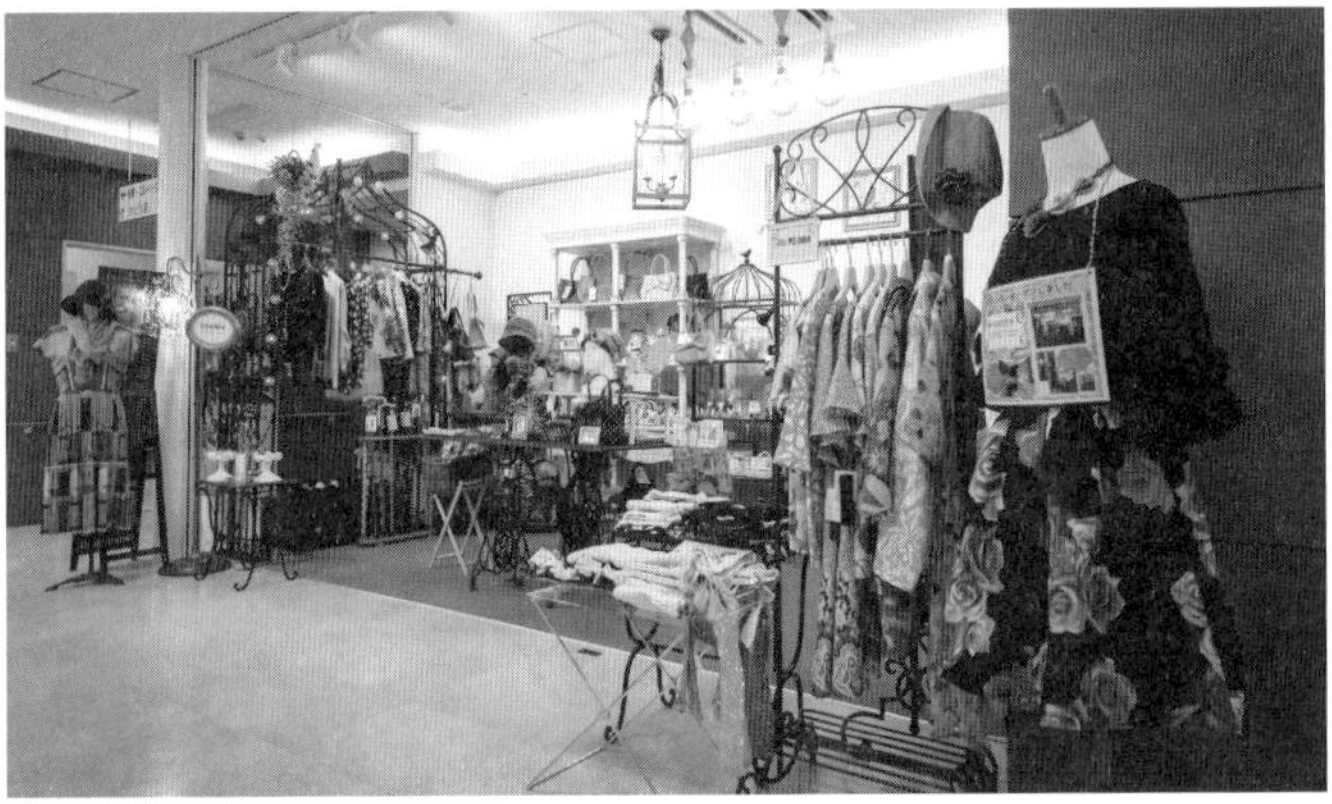

病院内のセレクトショップは、まちの雑貨屋さんのような雰囲気

どをセレクトして並べています。

このショップでは医療・リハビリとは直接関係ない商品も揃えていますが、これは入院・通所が必要な方にも、一般の人と同じようにオシャレをしてもらいたい、という思いがあるからです。また、長期入院をしている患者さんには「買い物がしたいから、ちょっと見に行ってみよう」とリハビリを兼ねた運動になるとの考えもあります。

病気になると身体を動かすことが億劫になりますが、だからといってそのままにしておくと筋肉は次第に弱まっていき、ますます動くのが億劫になります。専門的には「廃用症候群」といいますが、長期にわたって安静状態を保つと筋力は大きく低下をしてしまうのです。

特に高齢者はその傾向が強く、1週間安静にしているだけで10％以上の筋力低下が見られることもあるほどです。それに伴って気分の落ち込みなども生じてきます。魅力的なショップが院内にあることで「動くきっかけ」が生まれると、そうした事態を防ぐことにもなります。

また、オシャレなものや明るいものを身につけると、男性女性を問わずに気持ちもオープンになっていきます。ショップではアクセサリーの貸しだしも行っているのですが、あるときこんなことがありました。お気に入りのペンダントを見つけた90代の女性が「それを身につけてお散歩に出かけたい」と言いだしたのです。あまり外には出たがらない方だったのですが、オシャレをすることでお出かけしたくなったのだと思います。「若い頃の気分を取り戻した」と語るその笑顔は、心からうれしそうでした。オシャレに年齢は関係ないのです。

買い物難民を救う移動型コンビニ事業

「こんにちは。ゆきちゃん号です！」

「待ってたよ。いつもありがとうね」

利根沼田地域の過疎化が進む各地域では、毎週そんなやりとりが交わされます。「ゆきちゃん号」とは私たちが行っている移動型コンビニ事業の軽トラックの名称です。ここに生鮮食品や日用品などを満載して、過疎エリアへと販売をしに行くのです。

この事業は2019年から新たにスタートしました。買い物が困難となっている地域の高齢者、いわゆる「買い物難民」と呼ばれる方たちの助けになることを願って始めたものです。

買い物難民は「買い物弱者」「買い物困難者」とも呼ばれますが、大枠としては「食料品等の日常の買い物が困難または不便な状況に置かれている方たち」のことです。要は、近所に食料品や日用品を販売するお店がなくなったことで日常生活に不便をきたしている方たちのことで、その多くは高齢者となっています。また、こうした状況は「フードデザート（食の砂漠）」とも呼ばれています。

少子高齢化や過疎化によって地域の人口が減ると、小売店は商売が立ちゆかなくなって廃業をしたり撤退をしたりといったケースが増えてきます。経済産業省の「商業統計」によると、食料品の小売店は減少傾向にあり、２００７年の調査ではおよそ39万あった店舗が、２０１４年にはおよそ24万店にまで減っています。生鮮三品（青果・鮮魚・精肉）の店舗の減少は特に著しく、２００７年から２０１４年にかけては約40％の減少です。また、取扱商品のうち、食料品の占める割合が90％以上を占める「食料品専門店」、50％以上を占める「食料品中心店」の減少率はスーパーマーケットやコンビニエンスストアよりも高いことも明らかになっています。

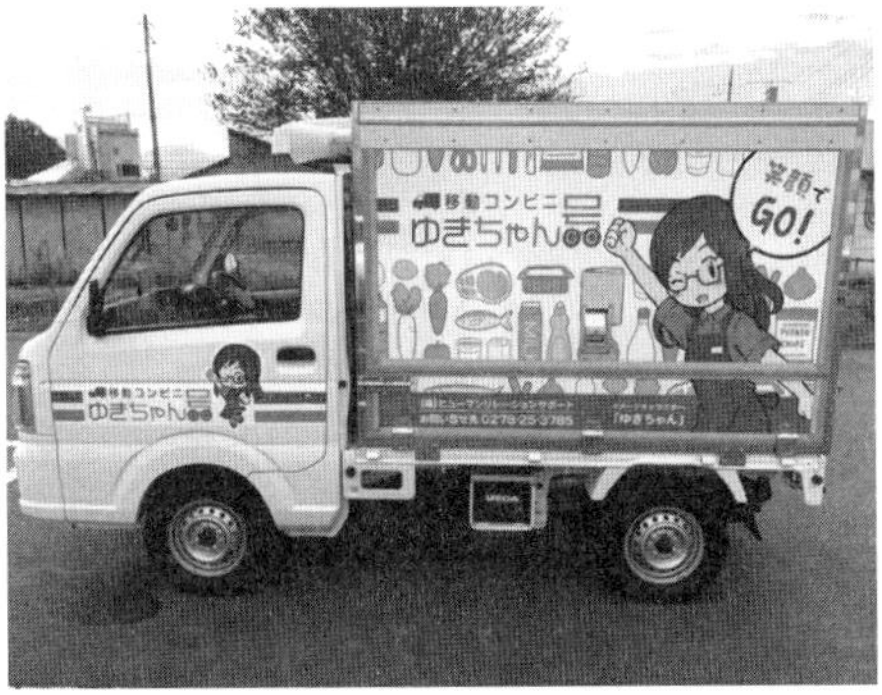

「ゆきちゃん号」

買い物難民は今後も増加の一途をたどると考えられており、特に高齢者については、買い物が難しくなることが別の問題を引き起こすケースもあります。

まず、買い物に出かける機会が減ることで、家にこもりきりになってしまいがちなことです。そのことで社会的な孤立が高まります。また、買い物をできる場所が近所にないと、遠くまで出かけていく必要があります。

利根沼田地域にも過疎化が進んでいるエリアがあり、買い物難民は増えています。車を所有している方ならいいのですが、車がなかったり、免許を返納してしまった方はたいへんです。バスや電車を利用しようにも、人口の少ない地域は都市部のように公共交通機関は発達していません。必然的に買い物が困難になってしまいます。また、高齢者が多いため、インターネットで気軽に買い物をするということも難しいようです。

こうした問題を少しでも解消したいとかねてより思っていたのですが、ある職員がグループに加わってくれたことがきっかけで実現することができました。その職員は以前、コープ（生活協同組合）で配達員として働いていた経験があります。利用者さんへの対応ノウハウや土地鑑があるので、彼に移動型コンビニ事業を任せられないかと思ったわけです。

「過疎の方たちのために、移動型コンビニ事業を始めたいんだけど、力を貸してくれる？」

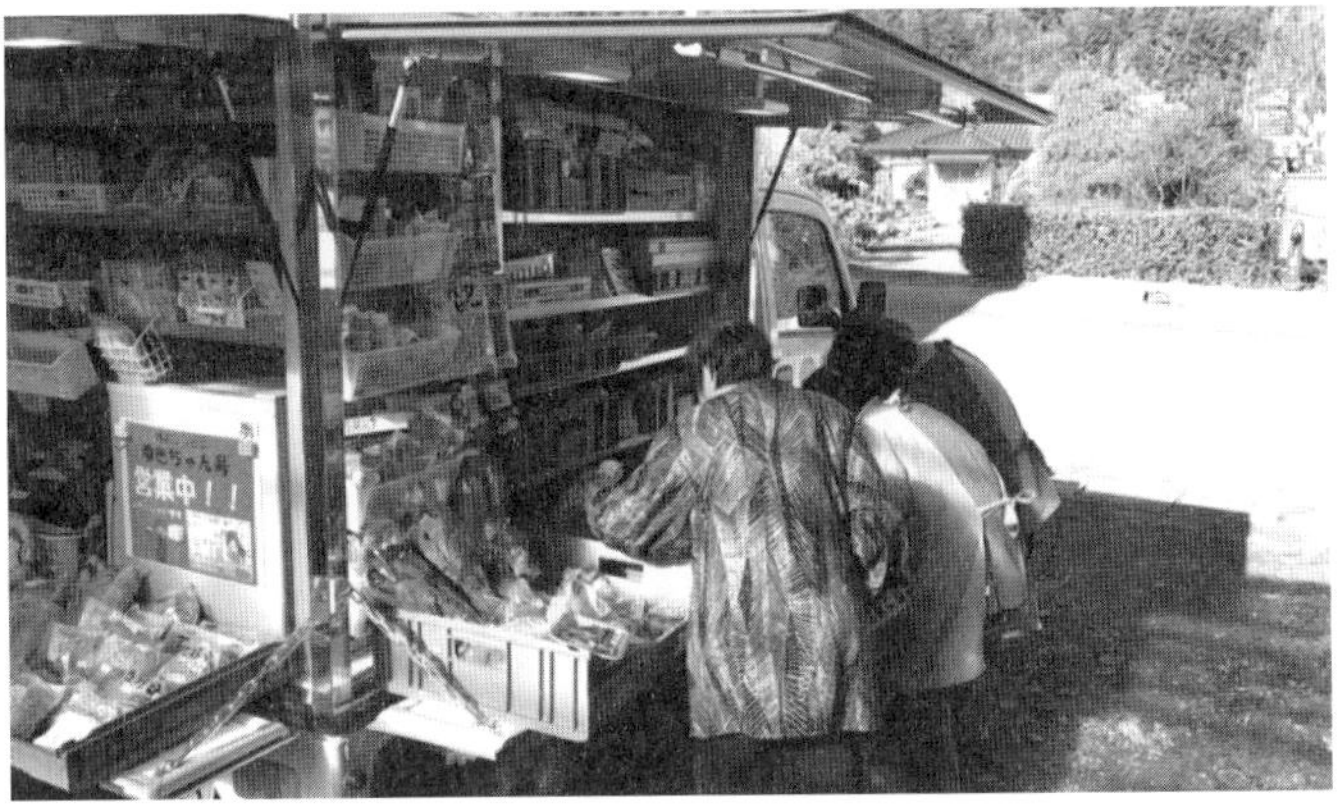

「ゆきちゃん号」にはたくさんの商品が積まれている

「私にできることならもちろんです。一生懸命頑張ります」

そんなやりとりがあり、彼にはまず沼田市が主催している起業塾で学んでもらうことにしました。配達員としての経験・スキルに加えて事業を運営していくうえでの経営的な知識も身につけてほしいと考えたためです。

その後、地元のスーパーマーケットとの提携や病院食用に食材を提供してくれている卸先との協力を得て、移動型コンビニ事業はスタートすることができました。

事業内容としては軽トラックに精肉や鮮魚・青果・惣菜・菓子・日用品などおよそ300種類以上の商品を積んで利用を希望する地域へ販売に行くスタイルをとっています。

利用希望の連絡をいただいた以降は週に一度のペースで訪れますが、必要がなければ無理に買い物をしなくてもいいことにしています。最低購入金額などは設定しておらず、また、手数料も無料です。定期的に訪ねることで、その地域に暮らしている方たちの安否確認ができるので、その役割を果たせるだけで十分だと考えているためです。

利用している方たちからは「実際に商品に手をふれて買うのは楽しい」「生鮮食品が買えるのはありがたい」と喜ばれています。過疎化が進む地域であっても、高齢者が安心してずっと住み続けるには、こうしたサポートが必要不可欠です。

沼田市に隣接する川場村でも私たちのこの取り組みを活かせないかと考え提携を申し入れたところ、快く承諾していただくことができました。また、同村の過疎地域でも移動型コンビニ事業を利用してもらえるようにしてほしいとのオファーがあり、行政からの協力も得られます。このように一体となって地域のために活動ができるのは、私としてもとても喜ばしいことです。

15年越しの約束を果たしたヘルシーパーク

「ああ、やっと約束を果たすことができた……」

2020年11月22日、私はそんな感慨とともに、グループの新しい共生型施設であるヘルシーパークのオープンを迎えていました。ずっと頭の隅に残っていた、かつての約束をようやくのことで実現できた喜びに包まれていたのです。


「田中先生。いつか、この子たちのために、働く場所をつくってくださいね」

「分かりました。いますぐにはできないかもしれませんが、いつか必ずつくります」


それはおよそ15年前に、障がいをもつ子どもの親御さんと交わした会話です。以来、その約束を忘れたことは一度としてありませんでした。

障がいをもつ子どもたちに対する障がい福祉サービスは「児童発達支援」や「放課後等デイサービス」などがあります。これらは子どもたちを預かるサービスですが、利用できるのは18歳までと決まっています。高校を卒業したあとは働くのが一般的となっているものの、その働く場所が地元になければ、遠方まで通勤しなければなりません。場合によっては実家を離れるケースもあり、親御さんとしてはとても不安なわけです。

ちょうどその時期、私たちは放課後等デイサービスのサービスの提供を始めていました。それに対しては「地元にこういうサービスができて本当にありがたい」と喜ばれましたが、一方で「サービスが利用できなくなったあとのことを考えると不安」という声も聞かれました。その不安が「いつか、この子たちのために、働く場所を」という言葉になったわけです。

必要なのは、働く場所だけではありません。重度の障がいをもつ子どもの場合は、生活をケアしてくれる施設も必要です。もし、地元になければ、そうした施設がある地域へと家族ごと引っ越さざるを得ないケースもありました。このような状況をなんとか改善してもらえたら、との思いが保護者の方たちにはあったのです。その不安に対して、私は「いつか必ずつくります」と約束をし、それが共生型施設をオープンすることで実現できたというわけです。

【共生型施設第２弾「ソナタリュー」】

①障がい者グループホーム
障がい者の住まい、共同生活の場
複合施設の２階にある居住空間から
就労や日中活動の場に出かけます

②障がい者就労支援事業
就労継続支援Ｂ型・移行支援事業
障がい者と健常者が一緒に働き利用者との交流を生み出す場所として温泉・レストラン・ウェルネス・カフェ・ショップを経営します

③障がい者ショートステイ
短期入所施設
グループ母体の内田病院が医療でもバックアップすることで医療ケアニーズの高い方も受け入れます

④放課後等デイサービス
障がい児の学童クラブ
主に中・高等部の生徒を対象に、就労支援事業と連携し仕事につくための支援を行います

⑤障がい者生活介護事業所
重度障がい者の日中活動の場
いきいき・わくわく過ごせる場所をつくります

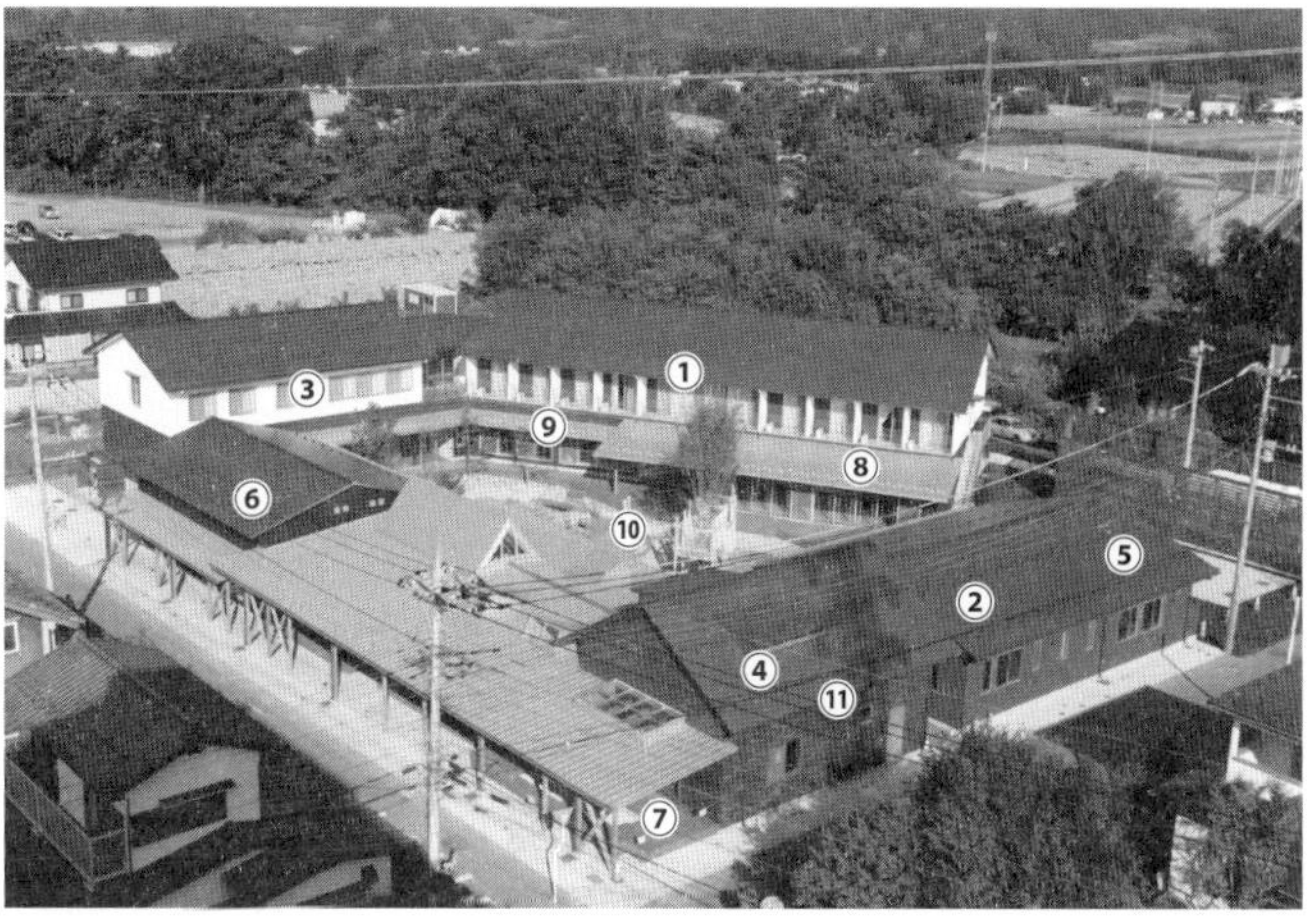

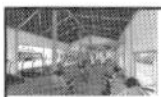

⑥ウェルネスジム
フィットネスマシンの他にレッドコードなどを導入し、専門知識をもった理学療法士が丁寧に指導いたします

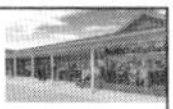

⑦足湯
心臓疾患などで温泉に入れない方でも足湯であれば血行促進・むくみ解消・リラックス効果を得られます。井戸端会議で心も体もホカホカに

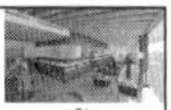

⑧畑レストラン
栄養満点の肉や魚はもちろん、地産地消にこだわり生産者の顔が見える安心で美味しい野菜。豊富なサラダビュッフェは野菜が苦手なお子さまにもおすすめ

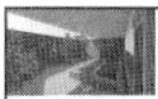

⑨天然温泉
体の芯まであたたまる天然温泉。週替わりで異なるテイストの温泉や露天風呂も楽しめます。泉質はアルカリ性で健康増進と美肌効果も期待できます

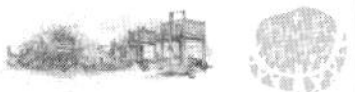

⑩アスレチック公園
アスレチックツリーハウスや各種遊具を備えた公園。子どもたちの好奇心と冒険心を育みます

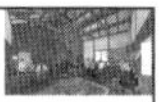

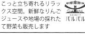

⑪カフェ＆ショップ
ウェルネスの帰りにちょこっと立ち寄れるリラックス空間。新鮮なりんごジュースや地場の採れたて野菜も販売します

この共生型施設の名前は、「ソナタリュー」といいます。独特の響きをもつ言葉ですが、これはフランス語の「SONATA（協奏曲）」と「RUE（街路）」を組み合わせた造語です。同時に、日本語の「そなた（あなた）流」という意味も含ませています。「人間愛に満ちた心のハーモニーがあふれ、人と人をつないでいく小さなまち」というのがコンセプトで、0歳から100歳まで、障がいのあるなしにかかわらずさまざまな世代の人たちに集まってもらい、心地よい空間を過ごしてもらいたいという思いが込められています。

施設には、天然温泉や地産地消レストラン・地酒カフェ・地産ショップ・ウェルネスジムなど、バラエティ豊かなコーナーを用意しています。一般的な商業施設と異なるポイントは、それらのコーナーが、すべて障がいのある方の就労支援の場となっているところです。

さまざまなジャンルの施設が設置されていることは、老若男女の方々を楽しませる・呼び込むといった目的とは別に、障がいのある方にさまざまな仕事の機会を提供することにもつながっています。

障がいのある方の就労をサポートできる施設を用意することで、「働く年齢になった障がい者が働き口を求めて仕方なく引っ越す」といった状況を防いでいます。

また、障がいのある方の就労の場であるからこそ、障がいをもっていない方たちを呼び込むことも非常に重要です。人が来てくれなければ仕事や職業訓練になりませんし、施設を維持することも難しいからです。

そうした意味では、当施設にある温泉はオープン時の話題づくりに大いに貢献してくれました。当初「温泉を掘ろう」といったアイディアが職員から出たときは、私は「何を言ってるんだ……?」と首を捻ったものです。しかし、施設のあり方を考え続けるなかで「人を呼ぶためには注目されなきゃダメだ。温泉を掘るぐらいのインパクトは必要かもしれない。それに、温泉だったら一人暮らしの方でも出掛けやすい」と思うようになり、掘削に踏み切ったのです。

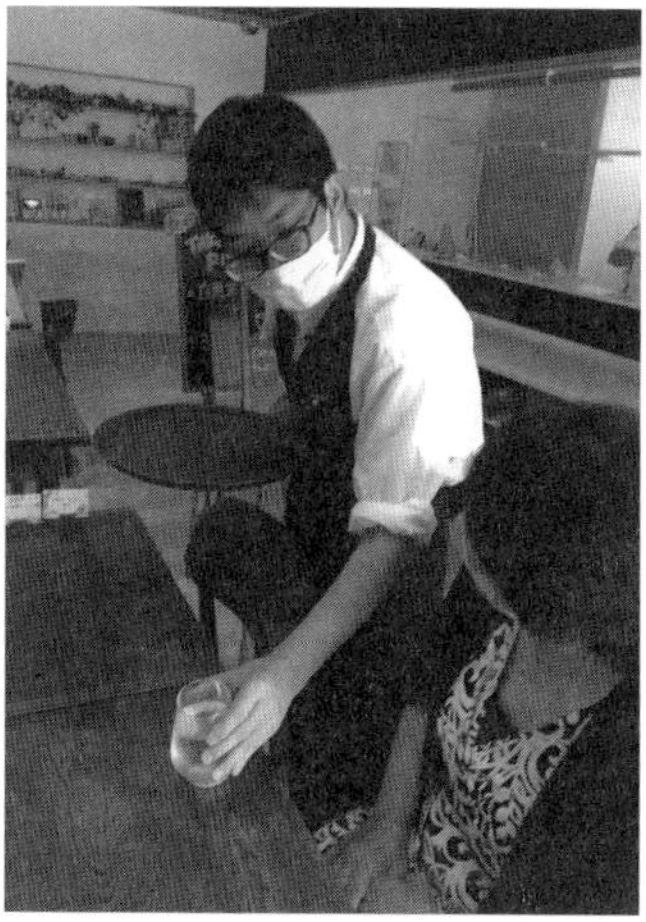

「みんなのジョブセンター」での障がい者就労訓練の様子

群馬県は草津温泉や伊香保温泉をはじめ、全国でも有数の温泉の名所です。群馬といえば温泉とイメージする県外の方も多くいるので、温泉に慣れ親しんだ地元の方はもちろん県外の方を呼び込むうえでも、温泉を掘削してよかったと思っています。

１９８８年の介護老人保健施設に始まり、２００６年のＮＰＯ法人の設立、２０１７年の高齢者福祉と障がい者福祉および保育の共生型施設、さらに院内セレクトショップの開設、２０１９年の移動型コンビニ事業、２０２０年には障がい者福祉と商業の複合施設のオープンと、私たちは事業を拡大してきました。ここではその代表的な事業だけをピックアップしましたが、これ以外にも医療・福祉・介護の分野においてたくさんの事業を立ち上げています。

その根底にあるのは、０歳から１００歳まで、地域のすべての世代に暮らしのうえでの安心感を届けていきたいとの思いがあるからです。結果的にそれはまちづくりにつながり、私たちはその歩みが間違っていなかったと確信しています。

第2章

医療と介護の連携に早くから取り組んだ「まちのかかりつけ病院」

最初は弁護士を目指していた父

当グループの歩みを語るにはまず、創始者である父について触れておく必要があります。

父・内田好司が診療所を開設したのは1976年のことでした。沼田市の中心部から少し外れた高橋場町に、医師1人、准看護師約10人、病床数19床の「内田外科医院」を開院しました。外科といっても、大きな手術や重い外傷を引き受けるのではなく、痔瘻に特化した医院として診療にあたっていました。

なぜ痔瘻に特化していたのか……。その理由を語るには、父の生い立ちをさかのぼらなければなりません。

父は1936年、群馬県沼田市に生まれました。

もともと医師を目指していたわけではなく、弁護士を志す青年だったといいます。

「自分の性格を考えると、組織で働くのは性に合わないと思った。だからこそ、自分の腕だけで生きていける職業に就こうと思い、弁護士を目指すことにした」

法学部を目指した父は、寝る間も惜しんで勉強に取り組みました。ところが皮肉なことに、その頑張りが仇となり、痔瘻を患ってしまいます。

「激しい痛みで、本当につらかった。当時は痔の手術をしてくれる医院はほとんどなく、あったとしても、患部を糸で縛って治すという昔ながらの治療しかしてもらえなかった」

父は痔瘻治療のために入院し、その期間は2カ月にもおよびました。大学受験を控えた学生の2カ月がどれだけ貴重かというのは、想像に難くありません。結果、父はあえなく浪人となり、その翌年に合格したのが県外の国立大学でした。

念願だった法科系の学部に進学したまではよかったのですが、不運なことにまた痔瘻がぶり返します。

「大学には医学部があり、附属病院も併設されていたけれど、そこでは医学部生が優遇されていた。当時治療費は無料だし、行くとすぐ診察してもらえる。僕は痛みをこらえて診察の順番を待っているのに、あとから来た医学部生が先に診察室に入っていくのが悔しかった。そんな不公平があるか、だったら自分が医者になると思って、医学部を目指すことにした」

悔しさをバネに受験勉強に取り組み、群馬大学医学部に合格できました。弁護士と同様、自分の腕ひとつで食べていける医師という職業は、父の性分にも合っていたのでしょう。これが、医師としての父の出発点となりました。

医学部を卒業したあとは、1年間のインターンシップ生活でした。当時、医学部を卒業した学生は1年間、見習いとして病院で働くことが暗黙の決まりでした。しかも、この期間は無給です。インターンシップを経ないと医師国家試験を受験できないという背景を考えると、経済的に困窮した学生も多かったと聞いています。

インターンシップを終えたあとは、研修医として数年間、実地で経験を積んでいくのが通例ですが、父はわずか1年で研修医を卒業します。経済的な負担を支えてくれた両親のためにも、早く一人前になろうと努力を重ねた結果でした。

1年間の研修で医師としての基礎と心がまえを修得した父は、地域の基幹病院である「利根中央病院」に外科医として着任しました。在籍した10年間は患者さんに誠心誠意向き合う診療を心がけ、最終的には外科医長も務めました。

また、この10年のうちの1年は、母校である群馬大学附属病院の麻酔科に入局していました。「外科医として麻酔のことをしっかり勉強しておかなければならないと思った」という勉強熱心さゆえの動機でした。このとき、研修の一環として首都圏のいくつかの大病院で多くの手術に立ち会い、麻酔医としての経験が医療における見識を深めたといいます。

「組織で働くのは自分には向かない」と思っていた父でしたが、実際に利根中央病院で働いてみると、他の医師や看護師、医療スタッフとの連携の大切さ・楽しさを知り、医師としてのやりがいも感じていました。心のどこかで「このまま定年まで働いてもいいかな」という思いも芽生えていたそうです。

そんな父が開業医として独立したのは、同僚の「悪意なき誘惑」がきっかけでした。先に独立を決意していた産婦人科医長から「内田先生、この地区で開業できる診療所はあと一軒だけだよ。もう枠がないらしい」と切り出され、背中を押されるような形で開業を決意したのでした。しかし当時は開業に枠などあるはずがありません。その真相は、父の麻酔科医としての能力を高く評価していた産婦人科医長が、自分が開設する産婦人科の近くに父の医院があってほしいとの思いから発言したものでした。産婦人科では帝王切開による出産もあるため、的確に麻酔の処置ができる医師が必要だったのです。

今思えば、この産婦人科医長がいなければ、今日の父と大誠会はありません。この小さな誘惑から、父と病院の未来は大きく動きだします。

執筆した痔瘻の専門書が思わぬ反響を呼んだ

父は開業する前、麻酔医としてのスキルを高めるために、鍼を勉強したいと考えていました。そして、せっかく学ぶなら本場の知識と技術を習得したいと思い、中国へ渡ることを決心しました。

当時は日中国交正常化の前で、両国の関係は今ほど良好ではありませんでしたが、鍼を学びたい熱量は高まるばかりでした。何とか知り合いのつてを頼りに海を渡り、1カ月という限られた時間で貪欲に学んだといいます。

その後、勤務医としての経験と中国で得たスキルをもとに、ついに開業しました。地域に根ざした医療機関として地元の方々にも受け入れられ、診療所の運営は早々に軌道に乗り始めました。

ただ、小規模な開業医ですから、総合病院とは違い、時間の融通が利きました。診療時間以外の時間をもっと有効に使いたいと考えた父は、本を書こうと思い立ちました。テーマは、肛門の病気です。自分が苦しめられた憎い病気でもありますが、一般の人に痔瘻を知ってもらう必要性を感じていたのです。

父は痔瘻をメインに診察する毎日のなかで、患者さん側に病気に関する情報や知識が少ないというのを肌で感じていました。また、当時は痔瘻を解説した書籍が少なく、医師も知識を得られる場が限られていました。これには理由があります。

外科医の世界で処置が簡単な3大疾患として「アッペ・ヘルニア・ヘモ」という言葉があります。アッペは「虫垂炎」、ヘルニアは主に「鼠径ヘルニア」、ヘモは「痔瘻」を指し、比較的簡単な病気と考えられていました。簡単であるために、経験の浅い外科医に任せることも多いのです。またスキルを高めたい外科医にとって難しい手術をこなしてこそ一人前という風潮も、「アッペ・ヘルニア・ヘモ」離れの一因だったのだそうです。

なかでもヘモは、大学で教えてもらう機会がほとんどなく、自分で勉強しておくことが暗黙の了解となっていました。しかし、いざ勉強しようとしても、痔瘻に詳しい先生も、痔瘻に特化した書籍もありませんでした。長年にわたり誰もが学ぶ機会を満足に与えられていないのですから、これも当然の結果だったといえます。

父は10代で痔瘻を患い、つらい思いをしています。その経験があるからこそ、痔瘻の患者さんの助けになりたいと思ったでしょうし、患者さんを救う医師が増えてほしいと切実に願っていたと思います。

いくつもの願いが込められた原稿を父が書き上げたのはなんと5年後です。自分の知識をすべて詰め込んだ大作となりました。

情報の正確さには自信があったようですが、仕上がった原稿について客観的な意見がほしいと考えた父は、発刊前に恩師に読んでもらうことにしました。すると、思いもしなかったアドバイスが返ってきました。

「一般の人が読むには難し過ぎるかもしれない。でも、これだけの情報は、読むべき価値がある。専門書として書き直してみてはいかがだろうか」

信頼を寄せる恩師のアドバイスは、父を動かしました。父は筆を取り直し、改稿を進めたのです。一般向けだと難易度が高いと敬遠していた海外の論文も大いに参考にしながら、更に3年の月日をかけて仕上げていきました。

ようやく完成した原稿を医学書専門の出版社で見てもらったところ、とんとん拍子で出版の話が決まりました。担当した編集者は目次を見ただけで、「世の中に必要とされている本だ」と直感したそうです。

編集者の直感は、見事的中しました。父の原稿は『肛門疾患アトラス』（南山堂）という書籍として出版されるやいなや、飛ぶように売れていきました。1983年に2万5000円という価格でしたから、気軽に購入できるものではなかったと思います。そのなかで初版は完売し、すぐに増刷が決定しました。

それだけの反響があったのは、痔瘻に関する体系的な書籍が待ち望まれていたからでしょう。医師のニーズを察知し、自分の知識を余すことなく書籍に詰め込んだ父の行動力がこの結果をもたらしたのだと思います。

書籍の印税は著書の購入に充て、医学部のある全国の国公立大学に『肛門疾患アトラス』を寄付しました。医学生や医師にとって、これまでは自分で学ぼうとしてもすべがなかった痔瘻の勉強は、この一冊で学べるようになったのです。その反響は後々まで続き、書店に並ばなくなったあとも「なんとかして入手することはできないか」という問い合わせが多かったようです。

書籍が出版され、しばらく経ったとき、一人の大学生が医院を訪ねてきました。痔瘻に悩まされているので、ぜひここで手術を受けたいというのです。

「大学の図書館で内田先生の本に出会い、感銘を受けました。この先生の手術ならば安心して受けられると思い、県外からやってきました」

この言葉だけで、8年にわたる父の努力が報われました。父も苦労して書き上げたかいがあったと感動していました。

退院できない高齢者の受け皿になる介護施設の必要性

内田外科医院は痔瘻を中心とした診療を行っていましたが、一方で痛みの外来も受け付けていました。麻酔医としての父の経験を、地域や患者さんのために役立てたかったのです。

また、開業医の道を後押ししてくださった元産婦人科医長の診療所にも要請があれば父が駆けつけ、帝王切開の際の麻酔を担当していました。

平均して1日に120~130人の患者さんを診察し、手術は1週間で6例ほど行っていました。自分の診療所だけでなく、産婦人科のサポートまで担うわけですから、文字どおり目が回るほど忙しかったと思います。

痛み外来は、今でこそ「ペインクリニック」の名称で数も増えましたが、当時は圧倒的に少なく、まだまだ珍しい存在でした。

痛みといっても、発症する部位も症状もさまざまです。例えば腰の痛みや膝の痛み、頭痛、肩こり、関節痛など、神経や筋肉からくる痛みは誰もが一度は経験したことがあるでしょう。また、ストレスが原因で胃が痛くなったというのもよく聞く話です。

痛みというのは、身体に異常が起きていることを知らせるサインですから、その警告を無視したり我慢すると、新たな痛みが生じたり、より強い痛みが加わることもあります。さらに痛みが慢性化すれば、日常に支障をきたすことも考えられます。

こうした事態に至る前に利用してほしいのが、痛み外来です。痛みの原因をはっきりさせ、症状に応じて適切な治療を行うため、状態によっては麻酔を取り入れた治療を行うこともあります。自身の経験から痛みの苦しみを誰よりも知っていた父ですから、患者さんを痛みから解放することを自分の使命と考えたのだそうです。

痛みを慢性的に感じるのは、若い年代の方よりも、やはり高齢者が多くなります。

内田外科医院を訪れる患者さんを見ても、その傾向は同じでした。

「そうした患者さんと日々接していると、高齢の方が直面している現実が分かる」

そう話す父が問題視したのが、すでにふれたように「社会的入院」です。

内田外科医院が開院した１９７６年、日本はすでに高齢化社会に突入していました。

社会の高齢化は、総人口における65歳以上の高齢者が占める割合（高齢化率）に応じて３つの段階に分かれています。高齢化率が７％以上なら「高齢化社会」、14％以上なら「高齢社会」、21％を超えたら「超高齢社会」となります。

そして総務省統計局の「人口推計の結果の概要」によると、２０１０年公表のデータですでに日本は１９７０年に高齢化社会、１９９４年に高齢社会、２００７年に超高齢社会を迎えるという結果が出ており、どの国よりも早く高齢化の波が押し寄せています。

「今後も高齢者が増え続けることを考えると、医院と自宅の間に受け皿となるような施設が必要になる」――そう父は考えました。「受け皿」とは介護を行う施設のことです。現在の「介護老人保健施設」の概念です。退院してもすぐに自宅に戻ることが難しい人を迎え入れ、食事や入浴、排泄などの介護を行う一方、リハビリテーションを取り入れることで在宅復帰を後押しします。

日常生活を支えるこうした施設をつくれば社会的入院の必要もなくなり、自立を支援することができます。また、ほとんど治療の必要がないので、医療費の削減にもつながり、高齢者のことを思えばぜひ実現したいものでした。

そして、夢の実現に向けて動き出そうとしていたそのとき、病院内で大事件が起こりました。「おむつ事件」です。

院内には19床のベッドがあり、痛みの治療のために入院した患者さんもいました。なかには自分で排泄ができず、おむつの着用が必要な方もいましたが、そうした患者さんに対し、当時の看護師が拒絶反応を示したのです。

「排泄の処理やおむつ交換は、私たちの仕事ではない」

「排泄のお世話だけで手が回らなくなる」

と言うのです。あげくの果てには

「おむつの世話が必要な患者さんは入院させないでほしい」

とまで言いだす始末でした。

父はこの状況に困り果てると同時に、受け皿施設の必要性をよりいっそう強く感じたそうです。要介護者が今後増えることは明らかで、そうした方たちの入院を拒むと有床の診療所としての役割が果たせなくなります。

焦りと不安に駆られていたそのとき、ひとつのニュースが父の目に留まりました。国が発表した「中間施設構想」です。それはまさに、父が考えていた受け皿施設と同じものでした。

構想を知った父はすぐに厚生省（当時）に向かい、「詳しく話を聞かせてほしい」と申し出たそうです。対応した担当課長は「この件で話を聞きに来たのはあなたが初めてだ」と、その迅速な行動に驚きつつ、「具体的なことはまだ何も決まっていない」と正直に打ち明けてくれたそうです。

その後も時間を見つけては足繁く厚生省に通い、担当課長と面談を重ねるにつれ、相手も父の本気度をくみ取ったのか、次第に親身に相談に乗ってくれるまでになりました。

やりとりを繰り返すなかで、「中間施設の規模はおおよそ200床から250床が妥当」という厚生省の見解を聞きだした父は、正式な発表を待たずに施設の建設計画を遂行しました。6階建ての建物は、病院と中間施設の機能を備え、250床を用意しました。

「あのとき、おむつのことで看護師が抵抗しなかったら、医院はあのままだっただろう。現状に疑問を抱くこともなく、地域の医院という立ち位置で細々と診療を続けていたに違いない。その意味では、問題を提起してくれた看護師たちに感謝しなければならない」と父は言います。

おむつ事件を機に強い危機感を覚え、中間施設の実現のために迅速に行動した決断力が、今のグループの姿を形成したといっても過言ではありません。

この出来事をきっかけに、内田外科医院は「医療法人大誠会・内田病院」として新たなスタートを切ることになりました。受け皿施設は介護老人保健施設「大誠苑」として現在も多くの高齢者を受け入れています。医療と介護――私たちのグループが多角的に事業を展開する礎がようやく出来上がったのです。

駆け込み増床と誤解され申請が却下に

当初、介護老人保健施設は200床規模で展開する計画でした。厚生省も同規模が妥当と考えていたことに加え、父が信頼する方から「スケールメリットを考慮することも大切」とアドバイスを受けていたからです。

スケールメリットとは「規模を大きくすることで得られる効果や利益」をいい、経済効率を上げると同時にランニングコストの抑制にもつながります。いわゆる「まとめ買いによるコストダウン」といった発想は、医師である父にはない斬新なアイディアでした。

医療の場合、一回一回の診察が報酬となります。いわゆる歩合制です。一方、介護の場合、利用者が毎月一定の料金を払ってサービスを利用します。

となると、施設運営にかかるコストを抑えることで経営の金銭的な負担を軽減することができます。例えば、施設で提供する給食に用いる食材は10人分より100人分仕入れたほうが価格交渉をしやすく、1人分に換算すると安価になる場合がほとんどです。つまり、利用者が多いほど、そうしたスケールメリットは活かしやすいといえます。

父は大誠苑を200床、内田病院を50床の規模にすることを決め、県に申請しました。このとき、すでに施設の建設工事は始まっており、医療と介護のサービスが同じ建物で受けられる施設として地域の方々の期待も高まっていました。

中間施設構想は国が旗振り役となって推進しており、担当省庁である厚生省とも意思の疎通ができていました。また、たびたび相談に乗ってもらったこともあり、担当者は父の構想も評価してくださったそうです。高齢者問題の解決は簡単ではなくても、高齢者の方々が安心して快適に暮らせる環境を整備する意味で医療・介護のサービスが一つの施設で提供されることは、社会的な意義は大きいといえます。国や地域にも、患者さんや利用者さんとそのご家族にも、歓迎される施設です。父の構想はこのままスムーズに進むと誰もが疑いませんでした。

ところが、県からの回答は「申請は認められません」でした。

父は一瞬、自分の耳を疑いました。まったく予想すらしていなかった言葉でした。理由を尋ねると「病床規制の一環」とのことでした。病床規制とは、医療機関同士の過当な競争を防ぐため、都道府県ごとに策定された必要病床数を上回る増床数に対して都道府県知事が医療施設に勧告することができるというものです。法的な強制力はないものの、勧告を受けた医療施設は保険医療機関の指定を受けられないことから、必然的に必要病床数を上回る増床は排除されたのでした。以前も公的医療機関の病床に規制はあったのですが、1985年の医療法の改正により、民間の医療施設にも規制が設けられました。実際に規制が始まったのは1988年ですが、施行前に増床しておこうといういわゆる「駆け込み増床」が一気に増えました。大誠会の発足が1987年ですから、まさにタイミングが合致してしまい、父の申請も、駆け込み増床の一つだと判断されてしまったのです。

日本では1973年から70歳以上の高齢者は医療費が無料となりました（1983年に廃止）。それに伴い、多くの高齢者は経済的な負担を強いられることなく、安心して診察を受けられるようになったのですが、一方で問題も起きました。

一つは、医療が過剰に行われるようになったことです。

高齢者の医療費負担はゼロですが、必要な医療費は国や自治体が負担します。つまり、医療機関にとっては誰が医療費を払おうと、受け取る報酬に変わりはありません。それどころか、無料化で多くの高齢者が来院するようになれば、比例して報酬も多くなるわけです。そのため、一部の心ない病院では「薬漬け」や「検査漬け」といった乱診乱療を行うようになりました。

入院にかかる医療費も無料ですから、そうした病院は一人でも多くの患者さんを取り込もうと考えます。そこで高齢者のみを入院対象とする病院が増加し、社会的入院につながったという側面もあります。

もう一つは、医療費が爆発的に増え、財政を圧迫し始めたことです。

当時、すでに高齢化社会を迎えていたとはいえ、まだまだ高齢者の占める割合は少ない状況でした。それでも無料化によって医療費が増大したため、さらに高齢化が進むと大変なことになるといわれていました。

そうしたことから病床を規制しようという流れが生まれたのです。

「駆け込み増床ではなく、国が取り組もうとしている中間施設をつくるんだ、といくら伝えても取り合ってくれなかった。あれには参った」

と父は苦笑しながら言いますが、当時は笑ってはいられなかったと思います。なにしろ建設工事は始まっていますし、建設にあたって多額の融資も受けています。しかし、県の担当者は「国は国、県は県」と首を縦には振りませんでした。

ただ、今振り返ると、これは父の勇み足だったことも否定できません。厚生省だけでなく、県の担当者にもあらかじめ話を通し、理解を求めていれば、結果はまた違っていたことでしょう。

県からの回答はまさかの結果でしたが、病床数などを見直し、なんとか開院にこぎつけることができました。新しい施設は病院が99床、介護老人保健施設「大誠苑」が50床を設置できました。当初からのコンセプトである「医療と介護のユニット」については何も変更なく、ようやく父の構想が現実のものとなりました。

１９８８年9月1日、大誠会はついに第一歩を踏みだしたのです。

施設の建設費は融資でまかなっていましたが、建設した当時は今よりも金利が高く、一般的な住宅ローンでも５％以上もありました。金利が高いということは、返済時の利息も当然高額になります。５階・６階が当初の計画どおりに活用できていれば、金銭面の負担も軽減できたと思います。

それでも父は前を向き、「実直な経営をして地域の方々から信頼していただくしかない」と覚悟を決め、職員たちにも徹底させました。

地道な努力はやがて実を結び、経営基盤も徐々に安定しました。ありがたいことに、地域の方々からもなくてはならない存在として受け入れていただけたのです。

県内初の認知症専門棟が開設

1992年、大誠苑は群馬県内初の「認知症専門棟」としての許可を得ました。認知症専門棟は、特に介護が困難な方を受け入れるためのものです。認知症は「日常生活自立度」という基準があり、その度合いによってケアの内容も違います。認知症専門棟が対象とするのは、ランクⅢ以上の方々です（あわせて要介護度1以上の方）。

いまでこそ認知症に対する理解は一般的に広まっていますが、当時は「痴呆」とよばれ、認知症が病気だということを知らない方が多く「歳を取ったら、そうなるものだ」と診療に至らないケースも多くありました。また、認知症が病気だということを知っていても「治らない病気」と思っている方も少なくありませんでした。しかし、薬物療法やその他の療法を組み合わせることで様々な症状が軽減することもあり得るのです。

認知症専門棟を開設したあとも、父は介護支援事業を積極的に展開していきました。

1995年には、高齢者の介護や日常の悩みに対して福祉・医療の専門相談員がアドバイスする「沼田市中央在宅介護支援センター」（当時。現在は「在宅介護支援セ

ランク	判断基準
Ⅰ	何らかの認知症を有するが、日常生活は家庭内及び社会的にほぼ自立している
Ⅱ	日常生活に支障を来たすような症状・行動や意思疎通の困難さが多少見られても、誰かが注意していれば自立できる
Ⅱa	家庭外で上記Ⅱの状態が見られる
Ⅱb	家庭内でも上記Ⅱの状態が見られる
Ⅲ	日常生活に支障を来たすような症状・行動や意思疎通の困難さが見られ、介護を必要とする
Ⅲa	日中を中心として上記Ⅲの状態が見られる
Ⅲb	夜間を中心として上記Ⅲの状態が見られる
Ⅳ	日常生活に支障を来たすような症状・行動や意思疎通の困難さが頻繁に見られ、常に介護を必要とする
M	著しい精神症状や周辺症状あるいは重篤な身体疾患が見られ、専門医療を必要とする

『「認知症高齢者の日常生活自立度判定基準」の活用について（平成18年4月3日老発第0403003号　厚生省老人保健福祉局長通知）』より抜粋

ンター ゆうゆう・うちだ」）と、在宅で介護を受けたい高齢者に関して、経験豊富な看護師が自宅に出向いて看護・介護を指導する「沼田訪問看護ステーション」を開設しています。

また、1999年には「居宅介護支援事業所」を開設し、介護が必要な方に向け、ケアマネジャーが一人ひとりに合わせたケアプランの作成や介護申請を代行するサービス提供を始めました。ちなみに群馬県内で最初にケアマネジャーに認定されたのは父・内田好司です。

さらに、従来の通所リハビリテー

ションは、認知症のある方が利用しやすいように職員を増員しました。同所で行うリハビリも、アートセラピーやパワーリハビリ、音楽療法、回想療法など、可能な限り利用者さんが自分に合ったものを選択できるようにしました。理学療法士・作業療法士・言語聴覚士の指導のもと、先駆け的な取り組みも多く取り入れました。

サービスを開始した当初から、「良い老後は良い介護から」の掛け声とともに、尊厳ある老後・尊厳ある介護の実現を追求してきました。その一環として始めたのが「高齢者ソフト食®」の導入です。

高齢になると咀嚼する力が弱くなり、食べ物を飲み込みにくくなったり、あるいは誤嚥（食道ではなく気道に入ってしまう）しやすくなったりします。そのため、当時は食べ物の原形をとどめない刻み食やミキサー食が主流だったですが、これをやめ、食べやすくて見た目も食感も食欲をそそる高齢者ソフト食®を導入しました。

最初は病院と自宅の受け皿施設として介護老人保健施設を開設しましたが、それだけでは高齢者に必要な介護サービスをカバーできないことから、父は徐々にサービスの幅を広げていきました。

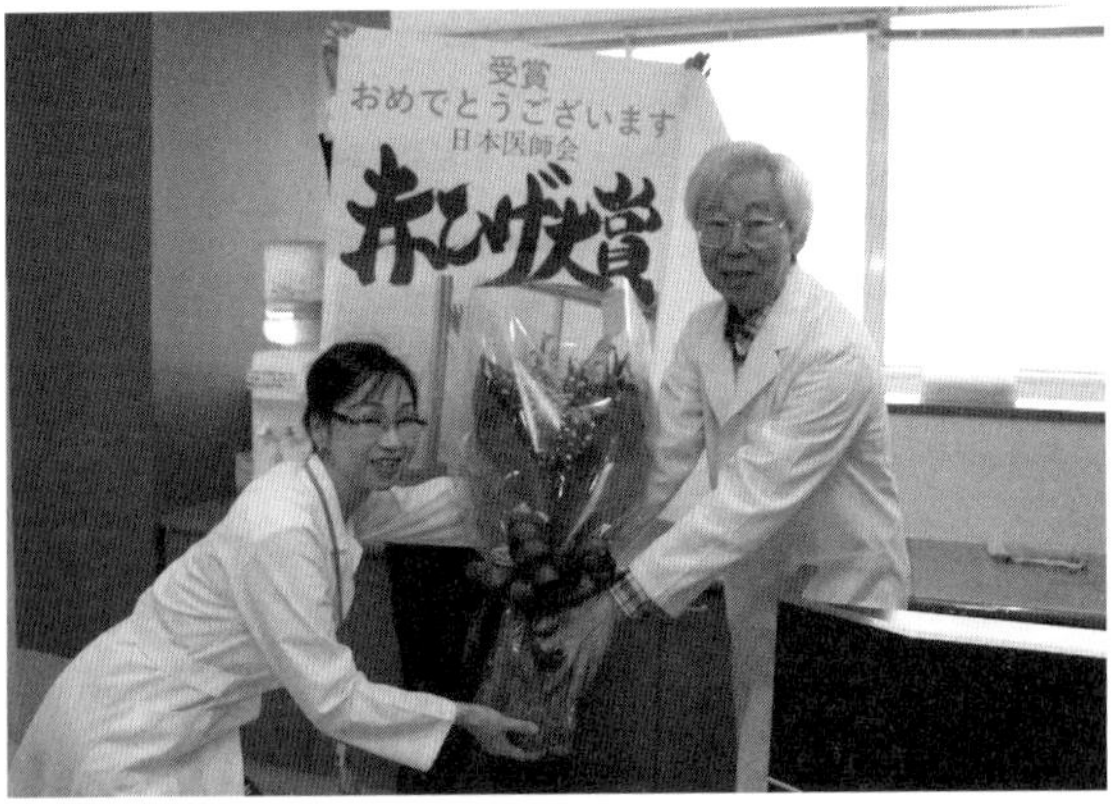
受賞
おめでとうございます
日本医師会
赤ひげ大賞
「赤ひげ大賞」受賞に喜ぶ父・内田好司との記念写真

病院を開院したときには、ここまで事業が広がるとは考えていなかったことでしょう。しかし、目の前の患者さんを思い、これから増えていく高齢者のことを思うと、まちの開業医のポジションにとどまることはできなかったのだと思います。

かくいう私も、自分が医師を目指していたとき、介護事業に関わることになるとは露ほどにも思いませんでした。認知症に対する関心も知識もほとんどなかった私に大きな変化が訪れるのは、父と一緒に働くようになってからのことです。

大きな影響を与えてくれた父は、2020年に「日本医師会　第8回日本赤ひげ大賞」

を受賞しました。日本医師会と産経新聞社が共催、太陽生命保険株式会社が特別協賛するこの賞は、地域に密着して人々の健康を支える医師の功績をたたえ、地域医療の大切さをアピールすることを目的としています。これまでの父の取り組みを認めていただいたことは、家族も職場のスタッフも大きな喜びを感じています。

その父はいまも医師として診察にあたるほか、近年は群馬県警からの依頼で警察医も務めるなど、まだまだ元気です。毎日5キロのウォーキングを欠かさないことが健康の秘訣のようです。

「患者さんに優しく接して、安心感を与えること」を信条とする父はこう言います。

「最近は診察中にパソコンのモニターばかり見ている医師が増えているようだが、あれは感心できない。患者さんの顔を見ながら話すことで安心感を与えられるし、患者さんが抱える不安や悩みも解消できると私は思っている。その思いは忘れないようにしたい」

父の思いはグループで働く全員で共有したいと考えています。

第3章

看護師の意識を変え「身体拘束ゼロ」を実現

私が医師になった経緯

父と同じように、私ももともとは医師を志望していたわけではありませんでした。紆余曲折を経た結果、医療の世界に足を踏み入れ、そしてグループの一員として福祉事業や介護事業にも携わるようになったのです。

そもそも、そのきっかけとなったのは父の一言でした。

「お前は医学部に行きなさい」

父にそう告げられたのは、私が高校3年生の時でした。季節は夏を迎えていました。すでに本格的な受験準備を進めている時期です。

「え？　なに言ってるの？」

父の言葉に私は不意を突かれました。「今頃なにを言いだすんだろう？」という戸惑いもありました。なぜなら、その瞬間まで私は医師になろうという気持ちを抱いたことがなく、父もそのことは了承してくれていると思っていたからです。

父が私に医師になってもらいたいと思っていることは薄々感じていました。しかし私には医学部進学を志望していた弟がいたので、跡継ぎは彼に任せようと思っていたのです。弟も父もそれでいいと思っているはずでした。

私は当時、文系の大学を目指して受験勉強に励んでいました。通学している高校に憧れていた女性の先生がいて「私もあの先生のようになりたい」と思っていたのです。その方は英語の先生でしたから、私も文系の大学に進もうと考えたわけです。勉強はそれほど苦痛ではありませんでしたし、文系の大学ならそれほど苦労しなくても入れるだろうと思っていました。受験生としては割と気楽に構えていたといってもいいかもしれません。

そんなところにいきなりの「医学部に行きなさい」です。まさに青天の霹靂でした。しかも高3の夏のことで、今から勉強して間に合うとは到底思えませんでした。

当然私は抵抗しましたが、父に
「だったら経済的な支援はしないから、好きにしなさい」

と最終通告され、私もさすがに折れるしかありませんでした。

医学部に進むには理数系の教科も受験科目に入ります。私は文系志望だったので、理数系の科目を一から勉強するのは大変な負担に思えました。つい弱音を吐く私に父が言いました。

「医師に必要なのは理数系の能力じゃなくて文系の力なんだよ。お前の文系的な素養、人との接し方や人の痛みが分かる感性は医師になったとき、大いに役に立つから頑張りなさい」

当時の私はその言葉の意味がちゃんと理解できていなかったのですが、今になってよく分かります。さまざまな方との出会いのなかでつながりを深め、地域の方たちが困っていることや苦しんでいることを解決するために事業を進めていくことが私の重要な仕事になっていますが、それも父から見た人の痛みが分かる感性がベースとしてあるためだと考えています。

私は今の仕事に大きな生きがいを感じており、その点でも父には感謝しています。この高3の時期、父が強く「医師になれ」と言ってくれなかったら、ここまでの生きがいに出会えていたかどうか分かりません。

さて、医学部進学へといきなり方向転換したわけですから、そこからの勉強が大変でした。家庭教師をつけてもらい、睡眠時間を削っての猛勉強の始まりです。結果、その努力がなんとか実って、帝京大学の医学部に合格することができました。

いざ入学してみると医学の勉強も面白く感じられました。解剖学の実習（献体されたご遺体を解剖しながら人体の構造を理解する授業）のときはかなりきつかったという記憶がありますが、それでも自分は医師として生きていくんだという自覚が日に日に大きくなっていきました。

在学中にご縁のできた女医の先生によくしてもらったこともあり、卒業後は帝京大学の付属病院で研修医として勤める予定でした。その先生は消化器内科の医師だったこともあり、私も同じ分野に進もうと考えたのです。関係者の方々への挨拶まわりも済ませていたのですが、そのタイミングで父から連絡がありました。

「群馬に戻ってきてほしい」

またもや突然の一言。そんなことを言われてもこっちにも都合があるんだから……と言っても通じません。それで私は急遽、群馬に戻ることになったのです。

私が医学部を卒業したのは1991年のことです。グループはすでに発足していて、介護支援事業もさまざまに展開しつつある時期でした。父としては娘を手元に置いて、ゆくゆくはグループの事業に関わらせる考えだったようです。

群馬に戻った私は約4年間、群馬大学医学部附属病院で研修医として経験を積みました。その後、1995年に大誠会・内田病院で働くことになったのです。

と言っても、当初はアルバイトで、長く働くつもりはなかったというのが本当のところです。

当時の私は結婚を間近に控えていて、結婚後はしばらく家庭に入っていようと考えていました。少なくとも医師としてフルタイムで働く考えは毛頭なかったのです。

ところが、そういう軽い気持ちで働き始めた私は病院での仕事にポーンとはまってしまったのでした。医師としてとても大きなやりがいを感じるようになったのです。

病気には「急性期」「回復期」「慢性期」の段階があります。

急性期とは症状が急に現れたときのことです。大怪我をして出血があった、心臓が苦しくて倒れたなどいわゆる「急患」のことを指します。

回復期は、急性期で受けたダメージから身体が回復していく時期です。危険な状態からは抜け出たものの油断はできず、病気になる以前の状態に戻れるようにケアをしていく必要があります。

慢性期は症状が比較的安定している時期のことを指します。病気が再発しないように予防に努めたり、そのために必要な体力の維持・向上をサポートします。特徴としては治療が長期にわたること、高齢の患者さんや生活習慣病の患者さんが多いことが挙げられます。

慢性期医療は「患者さんと長いお付き合いをする医療」といってもいいでしょう。そのなかで一人ひとりにじっくりと向き合いながら、その人にとって最適なケアをしていくことが大切です。

私がやりがいを感じたのは、まさにその部分です。急性期医療とは違って患者さんに向き合いながらトータルケアを提供していくことに仕事としての面白さを感じたのでした。

急性期医療は時に一分一秒を争うことがあり、患者さんにじっくりと向き合っている余裕はありません。患者さんの人となりを知るよりも、患部のことをよく理解しなければ患者さんを救えないのです。もちろんそれは医師としての重要な使命で、実際に多くの医師が急性期医療にやりがいを見いだしています。

急性期医療と慢性期医療はそれぞれに役割が異なるため、そこに優劣をつけようとしても意味がありません。しかし、高齢化が進む日本の現状を考えると、慢性期医療のニーズは今後ますます高まっていくはずです。

もともとは父に言われるがまま群馬に戻ったわけですが、実家の病院が当時では珍しく慢性期医療を中心に行っていたこともあり、私は急性期医療よりも慢性期医療に惹かれていったのです。

衝撃的な光景に立ちすくむ

とはいえ、最初はかなりの苦労がありました。その大きな原因となったのが「身体拘束」です。

私たちの病院は今でこそ「身体拘束ゼロ」を実現している医療施設として知られていますが、かつては認知症のある患者さんたちをベッドや車椅子に縛り付けていました。

私が病院で働き始めたときに最も衝撃を受けたのは、その光景です。入院している患者さんの状況を把握するために病棟をまわったところ、認知症のある患者さんがみんな縛られているのです。私は思わず絶句しました。

「……自分は今、何を見せられているんだろう？　これは現実？」

と立ちくらみを起こすほどの衝撃を受けました。「こんなこと、あり得ない！」と叫びたくもなりました。

私はすぐに父のところへ行って「なぜあんなことをするのか」と詰め寄りました。ところが父はそのことを知らなかったのです。「身体拘束？　それは本当か？」と驚く父の顔を見て私は再び驚愕しました。

父は外科医ということもあって、外来の診察や手術で忙しく、それ以外のことには手がまわらない状況でした。そこで病棟のことは看護師たちに一任していたのです。

父は「そういうことなら病棟のことはお前に任せる」と言い、私もすぐに行動を起こしました。縛られている患者さんたちの拘束を解いていったのです。

それに対する当時の看護師たちの反発は大変なものでした。「なにを勝手なことを！」と言わんばかりに、私が拘束を解くそばから再び縛り付けるといった勢いであからさまな抵抗を示したのです。

ここで公平を期すためにいっておきますが、看護師たちは決して好きで患者さんたちを縛っていたわけではありません。身体を拘束するのは患者さんたちのためと思ってのことなのです。

身体を拘束する理由ですが「治療に支障をきたさないため」「患者さんが事故を起こさないため」の二点が挙げられます。

例えば、点滴です。患者さんの中には点滴の管を勝手に抜いてしまう人がいます。それでは治療に支障をきたすため、手を縛ることで防止するのです。

また、夜中にベッドから落ちる患者さんもいます。一人歩きをする患者さんは特にそれが顕著です。転落による怪我を避けるためにベッドに身体を縛り付けるのです。

一方では、人手不足によってケアが行き届かないという事情もあります。夜中に患者さんが一人歩きすると、再びベッドに連れ戻すまでには時間と手間が取られます。夜勤のスタッフは少ないため、一人の患者さんに時間をかけていると、他の患者さんに手がまわりません。そのため身体拘束によってじっとしていてもらおうというわけです。

頭ではそうした事情を理解することができましたが、それでも私には患者さんを拘束することが正しいとは思えませんでした。たとえ認知症であれ患者さんにも人格がありますし、何より残酷な光景として私には映りました。それでも、当時の看護師たちにとって私は「患者さんを危険な目にあわせるとんでもない医師」と映っていたことでしょう。

身体拘束には紐やベルト、ミトンなどが使われますが、これは思った以上にキツイものです。私も患者さんの気持ち・苦痛を知るために身体拘束を経験してみましたが「二度と味わいたくない」というのが正直なところです。

だから看護師たちが「患者さんのことを思ってやっているんだから」と言っても私は耳を傾けませんでした。縛られている患者さんを見たらすぐに拘束を解いていきました。看護師たちも抵抗をやめません。

縛る、解く、縛る、解く……。

そんな「攻防」が半年たっても終わらず、私自身も気持ちがずいぶんめげていましたが、ここで引き下がるわけにはいかないと思っていました。

私の行動を支えてくれたのは患者さんの笑顔です。私が拘束を解くと「ありがとう。本当にありがとう」とホッとした笑顔でお礼を言ってくれる患者さんがたくさんいました。涙を浮かべている方もいました。本当につらかったのだろうと思います。

看護師たちの多くは私のことを半ば無視していました。「身体拘束はやめるようにしてください」と言っても聞き入れられないのはもちろんですが、朝の「おはようございます」の挨拶も無視されます。「理事長の娘だからって勝手なことはさせない」と言っていた看護師もいたそうです。

また「認知症のある患者さんはどうせ治らないし、いずれ死んでいくんだから頑張ってケアをしても仕方ないのでは？」という残念な考えの看護師もいました。それでも私は患者さんの「ありがとう」を励みに拘束を解き続けました。

そして半年が過ぎたあたりで看護師たちの中に「田中先生がやっていることのほうが正しいのでは……？」と思ってくれる人が一人また一人と増えていきました。

そこから事態は好転しました。

病棟全体の雰囲気がガラリと変わった

「味方」が増えていくことで身体拘束は徐々に少なくなっていき、1年後にはまったくのゼロにすることができました。

それにともなってさまざまな変化も生じました。

まず、病棟全体の雰囲気が明るくなりました。笑い声が聞かれるようになり、笑顔が見られるようになったのです。患者さんたちもそうですが、看護師たちの表情もずいぶん柔和になりました。

これは推測ですが、看護師たちは患者さんの身体を縛り付けるとき、心のどこかに痛みを感じていたのではないかと私は思っています。「縛るのは患者さんのためだから」と自分に言い聞かせはするものの、目の前の患者さんは「やめてください。お願いだからやめて」と涙ながらに訴えます。そのことに後ろめたさを感じない看護師はいなかったのでは、と思います。

病棟の雰囲気が明るくなったのは、そうした罪悪感が解消されたことも多かれ少なかれ影響していたのかもしれません。

「いずれ死んでいくんだから、頑張ってケアをしても仕方がないのでは？」と口にする看護師もいなくなりました。私は「亡くなるときだからこそ、丁寧にケアをして最期を迎えてもらうべき」と言っていたのですが、その思いを理解してくれる看護師が増えていったためです。

ただ、全員が全員、私の言うことに共感・理解してくれたわけではないことも事実です。「身体拘束は行うべき」という考えを変えない看護師はいて、そういう人たちはみんな辞めていってしまいました。最後まで平行線をたどることになったのは残念ですが、それも仕方のないことです。

一方、面会に来る家族の方も増えました。

身体拘束をしていたときは面会に訪れる方の数はとても少なかったのです。それはきっと自分の親（あるいは、きょうだいや祖父母）がベッドに縛り付けられている姿を見るのが耐えられなかったからでしょう。家族として、それは当然のことだと思います。身体拘束をされずにケアをされていることで家族の方たちは安心し、ここでも自然に笑顔が増えていくことになりました。

当時のことを知る看護師に小池京子さんがいます。彼女は現在、病院の認知症サポートチーム（DST）のコアメンバーの一人としてマネージャーを務めてくれています。また、全国に約1900人しかいない「認知症看護認定看護師」の資格も取得しています。

彼女が私たちの病院に入ったのは1996年のことでした。ちょうど身体拘束ゼロに向けての取り組みを進めていた時期に当たります。そのときのことを彼女はこう語ります。

「私は新人だったこともあって、上の人から言われるままに認知症のある患者さんを拘束していました。でも正直なことを言えば、かなりの違和感を覚えていました。患者さんを縛ったりして本当にいいのかな……という違和感です。でも先輩から〝そういうものだから〟と言われると、それ以上はなにも言えません。入ったばかりで右も左も分からない状態ですから、今の理事長のように〝こんなことはおかしい〟と言える状況ではなかったのです」

これは無理のないことだと思います。看護師としての経験がほとんどない新人が、看護のやり方についていくら違和感を覚えていても、それを指摘するというようなことは現実としてまず不可能でしょう。身体拘束が悪いことだとハッキリ言える根拠もまだもてていなかったわけですから。

しかしそのうち、私の身体拘束ゼロの主張に賛同する看護師たちが増えていき、彼女も患者さんを縛ることがなくなっていきました。

「気持ちがずいぶん楽になったことを覚えています」

と彼女は言います。

その後、私は自身でも認知症ケアに熱心に取り組むようになり、小池さんに対しても認知症についてさまざまに学ぶように働きかけました。彼女は前向きで熱心なタイプだったので、機会を提供すれば大きく成長してくれるとの確信があったためです。私は医師として全国で初めて「認知症介護指導者」になりましたが、それにともなって講演をする機会も増えていきました。その講演にはできる限り彼女にも同行してもらうようにしました。

実は彼女は「自分は認知症のケアには向いていないのでは……」と思った時期があったとのことです。患者さんのことを怖いと思ったり、患者さんがなにを考えているのか分からなかったりで、うまく距離感がつかめなくて迷いが生じていたようでした。ですが、私が認知症ケアに熱心に取り組む姿を見ていると、その迷いも次第に薄れていったという話です。

患者さんやその家族から励ましを受けたことも、迷いをなくす要因になったと言います。

「ある患者さんのケアをしていると、その家族の方から〝小池さん、お父さん（患者さん）と写真を撮ってもらえますか？〟と言われたことがあります。〝小池さんが看護してくれているとき、お父さんうれしそうだから、写真を撮ってベッド脇に飾っておきたいんです〟とのことでした。こうしたことも、私の迷いを取り除いてくれました」と小池さんは教えてくれました。

さらに付け加えると、周囲の環境も彼女の成長を後押ししました。内田病院のスタッフは向上心の強いメンバーが多く、自然に「自分も成長しなくちゃ」と思うようになる雰囲気があります。そうした環境にいると多少の迷いがあっても頑張って乗り越えていこうという気持ちになるというわけです。

その後、彼女は一念発起して「認知症看護認定看護師」の資格を取得しました。看護師には日本看護協会によって制定された「認定看護師」という資格があります。特定の分野に熟練した看護技術と知識を有すると認められた場合に取得できて、その特定分野は全部で21あります（2020年度教育開始からは19）。小池さんはそのうちの「認知症看護認定看護師」の分野の資格を取ったというわけです。

認定看護師になるには、看護師として5年以上の実務経験が必要で、さらに615時間以上の認定看護師教育を受けなければなりません。そのためにはおよそ半年間、学校に通うことになります。いったん仕事から離れなければならず、彼女自身もそのことで迷っていましたが、私はそんな彼女の背中を押すことにしました。

「何を迷う必要があるの。頑張っていってらっしゃい！」

そのことで彼女は、また新たな成長を遂げてくれたのです。

現在、小池さんは認知症サポートチームの一員として職員たちに認知症ケアのアドバイスをしたり、法人全体の研修や認知症に関する原稿の執筆、講演活動を行っています。また、群馬県認知症疾患医療センターの業務にも携わっています。認知症ケアの質的向上を図ることが自分の使命と考えながら、日々の仕事に取り組んでくれているところです。

それに関連して付け加えれば、２０１７年から２０１９年にかけて、国立研究開発法人「日本医療研究開発機構」の認知症研究開発事業の一環として進められた「認知症の方の行動・心理症状（ＢＰＳＤ）を包括的に予防・治療するための指針」づくりにも研究協力者として参加しました。

これは認知症のある患者さんの心理状態等を見える化することによって認知症ケアの負担を軽減させることを目的とした指針で、全国の認知症ケアの関係者や認知症のある患者さんのご家族に向けて作成したものです。こうした研究に携われたことが彼女にとって大きな励みとなったことはいうまでもありません。これからもより質の高い認知症ケアのあり方を追求していきたいと意欲を見せてくれています。

「今の私の活動を改めて考えてみれば、すべては〝身体拘束ゼロ〟から始まったといっていいですね。その意味でも、当時の〝身体は拘束しない〟という取り組みの意味は大きかったとも思っています」

と、彼女はそんなうれしいことを言ってくれています。

慢性期医療ならではの楽しさ

身体拘束ゼロを実現したことで起きたもう一つの変化は、みんなの中に「より良いケアをしよう！」という意欲が生まれてきたことです。一人ひとりがアイディアを出し合って、ケアの質を向上させていく努力を始めたのです。

例えば、その成果として食事内容をメニューや食器から見直したことが挙げられます。前述した高齢者ソフト食®の導入もこの時期に行われたものです。

また、排泄ケアの改善にも取り組みました。群馬県にはゴミの最終処分場がなかったため、紙オムツの処理費がかさんでいました。紙オムツの消費を減らすために排泄ケアを見直そうということになったわけです。

他には褥瘡（床ずれ）対策が挙げられます。長期入院をしていると、どうしても床ずれが起きてしまいがちです。患者さんにとって、それはつらいこと。その苦痛を少しでもやわらげようと、ウォーターベッドやエアマットを導入することにしました。後に「褥瘡患者管理加算」として診療報酬が払われることになりましたが、その当時はそういうものはありません。導入の費用は持ちだしでした。それでも患者さんのためになりますし、看護師も褥瘡の処置に費やす時間と手間を減らすことができるので導入に踏み切りました。

こうしたことをみんなで知恵を出し合って考えていったのです。

このように、多方面からケアをしていくことはすなわちトータルケアです。やりようによってはいくらでも工夫ができて改善していける。そのマネジメントの面白さに私ははまったということになります。

なにより自分たちの取り組みによって目の前にいる患者さんの様子が明らかにいい方向に変化していくのが分かるのです。

「これは慢性期医療ならではの楽しさだな」

と、そう思いました。私だけではなく、職員みんながそう思っていたはずです。患者さんと長いお付き合いをすることで、思いもよらない感動を味わうこともありました。お爺さんやお婆さんのお見舞いに来ていた女の子が、やがて小学生になり中学生になって……ふと気づけばお母さんになって赤ちゃんを連れて診察を受けに来る、そんなこともあったのです。「え、もうそんなに大きくなったの？」と驚きつつ、時の流れの速さを感じます。

そんなことがあるたびに「地域の方たちと一緒に病院も年月を積み重ねていっているんだなぁ」と感動するのです。これは急性期医療では味わえない感動といっていいでしょう。

病院には一時的に働く気持ちで入った私でしたが、今お話しした経緯から、そんな気持ちはすっかりなくなっていました。トータルケアを極めよう、一人でも多くの患者さんに喜んでもらえるようなケアを提供していこうという思いに駆られていたのです。それはライフワークとも呼べるものでした。

その一方で、私はチームとして物事に取り組んでいくことの楽しさにも目覚めていました。みんながそれぞれにアイディアを出し、より良い方向を目指していくときの一体感や躍動感は得がたいものだと思ったのです。

一人ひとりの知識やスキル、経験などを最大限に発揮しながら目標に突き進む取り組みを「チームビルディング」といいますが、その有用性は私たちのグループにとっても不可欠だとも考えました。

そもそも慢性期医療自体がチームを組まなければ成り立ちません。そのチームにしてもフラットな関係を築き上げないとうまく機能しないのです。

今でこそ急性期医療でもチームの医療を求められますが、慢性期医療の場合は当時から看護師やケアスタッフなど多数のメンバーとチームで動くほうが効率的でした。医師がすべてを把握して一人ひとりに指示を出していくというスタイルだとどうしても負担が大きくなり、現実的ではありません。治療やケアをしていくうえで見落としが生じる可能性もあります。

逆に、みんながフラットな関係を保ちながら患者さんを支えていくという考えでチームビルディングをすると、互いが互いを補完し合う図式が成り立ちます。それは患者さんにとってはより良いケアが提供されることを意味するのです。

そういう考えもあり、それ以降、私は常にチームビルディングを意識しながらさまざまな取り組みを進めてきました。私たちのグループは全体的にチームワークがいいと自負していますが、それはこのときから始まったものといえます。

例えば病院ではフロア別のチーム編成を行っています。一般的には部署ごとにチームをつくるケースが多いと思いますが、病院においては看護師のまとめ役である師長・看護師・リハビリ部員・ソーシャルワーカー・歯科衛生士等が一つのチームとなり、同じ目標を設定します。このことで連帯感が育まれ、フラットな関係を維持することもできるのです。

一人ひとりが共有する目標のため、それぞれの患者さんになにができるか・するべきかをハッキリ認識することでモチベーションも高まります。当事者意識がもてるので、やらされ感を味わうこともありません。

チームビルディングの一例として、「認知症サポートチーム（DST）」のことを紹介します。

このチームは認知症に精通した専門医・看護師・薬剤師・理学療法士・作業療法士・

言語聴覚士・精神保健福祉士・公認心理師といった各専門職種のメンバーから構成されています。

強い結束力のもと、協働することで認知症のある患者さんやそのご家族、そしてケアにあたるスタッフたちを支えていくことが役割で、私自身もメンバーの一人です。2014年に発足し、群馬大学医学部の山口晴保名誉教授を指導者として迎えました。

活動内容としては、チームで外来・病棟の回診を行い、連携・相談をしながら一人ひとりの患者さんに向き合った適切な診断・治療・内服調整・リハビリ・非薬物療法(音楽療法や絵画療法、回想法など薬物を用いない療法)の取り入れなどを実施。認知症のある患者さんが穏やかに過ごし、生きがいややりがいを感じながら暮らしていけるようにサポートしています。また、身内の方が認知症になったことで戸惑いや悩みが多くなりがちな家族のみなさんに対してもさまざまなアドバイスを行い、笑顔で接することができるように支えています。

現場でケアにあたるスタッフたちには研修等を通して認知症に関する正しい知識とより良い接し方を学んでもらい、自身の仕事のやりがいにつなげてもらっています。

DSTを結成している医療機関は私たちの病院だけではなく、全国にたくさんあります。私たち自身も切磋琢磨しながら、どこにも引けを取らないようなチームにしていきたいと考えています。

縛らない医療・看護・ケア

ここで改めて、私たちが取り組んでいる認知症医療「身体拘束ゼロ」についてふれておきたいと思います。身体拘束ゼロは私たちのグループを特徴づける取り組みであり、ここからさまざまな事業が広がっていったといえるからです。

身体拘束ゼロに関して、私たちは「縛らない医療、縛らない看護、縛らないケア」というスローガンを掲げています。

縛るという行為には「まわりに迷惑をかけるから」という考えが根底にあります。本人の安全を守るという言い分もあるでしょうが、それ以上に「あちこち動きまわらずにじっとしていてほしい」という本音が見え隠れします。

「迷惑なことをする認知症のある患者さん」という見方をすると、本来は一人の人間として尊重すべきその患者さんをぞんざいに扱ってしまいがちです。そうではなく「認知症にかかっている○○さん」という視点をもつことで、相手を尊重して接することができるようになると私たちは考えています。一人ひとりに向き合うことで患者さんも私たちのことを認めてくれるのです。

一人の人間として互いに向き合えば、自分がしてほしくないことを相手にしてしまうことはありません。自分がなにをされるとうれしいかを考え、さらに、今目の前にいる人がなにを求めているのか、なにをしてほしいのかを察する力が育まれていきます。これは「パーソン・センタード・ケア」という考え方に則ったものです。

パーソン・センタード・ケアは1980年代にイギリスで生まれた考え方で、トム・キッドウッドという臨床心理学者が提唱したものです。

それ以前のイギリスでは認知症のある患者さんを「なにも分からなくなっていて、奇妙な行動をとる人たち」ととらえていました。そのため、扱いはひどくぞんざいなものでした。流れ作業でおむつ交換や入浴介助をし、本人たちの都合や意向は無視していました。

人間としての尊厳を踏みにじられるような対応をされた患者さんたちは次第に生きる気力を失い、病状がますます悪化するという状況にあったのです。

キッドウッド氏は認知症のある患者さんに対して「一人の人間」として接することで、病状を改善できると提唱し、次第にその考えが広まっていきました。

認知症の症状は人それぞれです。当然「してほしいこと」「してほしくないこと」も異なってきます。私たちはそれをしっかりと受け止めたうえで「してほしいこと」をできるだけ叶えたいと考えています。それが私たちの理想とするケアなのです。

私たちの施設で最期を迎える方は少なくありません。その最晩年を「ここで過ごして良かった」と思ってもらえるケアをしたいということです。

私たちの病院のロビーには「ハッピーエンド・オブ・ライフ・ツリー　終わりよければすべてよしの樹」と名づけた大樹の絵が描かれています。このツリーに貼られた一枚一枚の葉にはグループの施設で最晩年を過ごした方たちのイニシャルと命日が記されています。「ここで最期を迎えることができて良かった」と思ってくれた患者さんや利用者さんの家族の方に葉っぱを貼ってもらっているのです。

このツリーをつくった理由は「私たちは幸せな看取りを行っています」という姿勢を伝えたかったからです。

医療や介護の施設で看取りを打ちだすことはある種、覚悟のいることでした。しかし認知症を含めた慢性期医療を手がけている以上、看取りは避けて通ることができないものです。それなら「ここで最期を迎えられてよかった」とご本人からもご家族からも思ってもらえるようなケアを追求していこうとの決意がこのツリーには込められているのです。

普通は、身内が亡くなった病院には自身が病気にでもならない限り訪れることはありません。しかし私たちの病院には、このツリーを見に来る家族の方がとても多いのです。故人の思い出を偲ぶ一つの場所となっているのだと思います。

ある遺族の方が、葉っぱを貼ったあとで、こんな一文をフェイスブックに寄せてくれたので、ご紹介します（一部を省略しています）。

母は、葉っぱになりました！

何度も何度も母の最期の為の話し合いをして、皆が納得してその日を迎えることができました。

母は、透析の先生と認知症の先生と、施設の介護スタッフさん、関係してくださった沢山の皆さんに支えられ、一生懸命生きてきました。家族葬で慎ましく送りましたが、多くの方々に暖かい言葉をかけていただき、本当に感謝しています。

その日、看取っていただいたあと、先生は私とギューをして、一緒に泣いてくださいました。先生も、ずーっと私達と一緒に悩み考えてくださり、家族を励まし続けてくださいました。このギューがあったからこそ、私は心を強く持って喪主をつとめることができたのだと思います。


このコメントにあった、患者さんが亡くなったとき、家族の方と一緒に泣くというのは本当です。慢性期医療を手がけるということは、患者さんと長く付き合っていくということです。その方の人となりも自然と理解するようになります。どのように生き、病とたたかい、どのように亡くなっていったかを家族の方と同じようにそばで見つめているのです。ですから、患者さんが亡くなったときにはケアを提供していた私たちも喪失感に包まれます。

そういうこともあり、私たちは亡くなった患者さんのことはずっと覚えています。だからツリーを見に来た家族の方たちとも故人の思い出話に花を咲かせることができます。例えば、故人のお孫さんに「あなたが幼稚園の頃にお爺ちゃんはこんなことを言ってたよ」というように伝えることも珍しくありません。「故人の語り部」的な存在といってもいいでしょう。

慢性期医療に携わる者のやりがいは、こういうところにもあるのです。

毎年このハッピーエンド・オブ・ライフ・ツリーの前で「葉っぱの会」という、遺族の方を招いた集まりも開いています。

そのときみなさんから「こんなケアをしてもらったことが良かった」「こういうところを改善してほしい」といった意見をうかがうことにしています。それらを踏まえて次のケアに活かしていきたいからです。

自分たちのケアを当事者である家族の方たちに評価してもらうことは、いろんな意味で参考になりますし、励みにもなっています。

「ここに転院してきて良かった」という人も

身体拘束ゼロへの取り組みを進めるなかで、私たちの病院のことを知った方たちから転院の問い合わせを受けるケースも増えていきました。

「親が認知症で他の病院に入っているのですが、そちらに移ることはできますか？」

という問い合わせです。

ここではある一人の患者さんのケースをご紹介します。

Aさんは70代の女性で、とある病院に入院していました。そしてそこで身体拘束を受けました。

見舞いに訪れた息子さんはベッドに手足を縛られて身動きができないでいるお母さんの姿に愕然としたそうです。その衝撃の大きさは私にも理解できます。息子さんは病院側に身体拘束を解くようにとお願いしましたが、その申し出は拒否されました。理由は、点滴の管を抜いてしまうことと夜中に病室から抜け出て院内を歩きまわるから……というものでした。

2カ月間の入院でAさんは激変しました。もともとは中肉中背の体型だったのですが、ずっと寝たきりにされていたので筋肉は落ち、骨と皮だけの状態になっていました。足は「尖足」といって甲の部分がずっと伸びたまま。両手指もグッと握りしめたまま開くことができない「拘縮」になっていました。

息子さんにとってなによりショッキングだったのは、コミュニケーションがほとんど取れなくなっていたことです。目は虚空を見つめ、口は半開き状態。話しかけても返答はありません。

「入院前は歩いたり喋ったり、料理もしたりと普通のことはできていました。それがあそこまで変わり果てるなんて」

息子さんはあまりのことに転院を決意しました。そしてAさんは私たちの病院に来ることになったのです。

私たちはAさんに対してリハビリを中心としたケアを行いました。もちろん身体を拘束することはありません。

しばらくそうしたケアを続けるうちにAさんの瞳に精気が戻り、コミュニケーションも取れるようになっていきました。自分の足で歩けるようにもなり「頭の訓練をしなきゃ」と百マス計算を習慣とするまでになったのです。その後はグループの施設に入所して穏やかな日々を過ごしています。息子さんは「あのまま拘束を続けていたら、たぶん今頃は……」と改めて身体拘束が及ぼす影響の大きさを感じていました。

しかし、現実にはAさんの息子さんのような方ばかりではありません。「本人の安全のために身体拘束は必要」と家族側から病院に申し出るケースもあるのです。他の病院での話ですが、例えば転倒をして骨折した場合、再び転倒しないように車椅子に固定してほしいと依頼したケースがあったそうです。病院側としても家族にそう言われると拘束せざるを得ないことになります。もしそれで再び転倒をすれば責任問題になってしまうわけですから。

私たちの病院では最初から「身体拘束ゼロ」を表明しているので、家族の方から拘束をお願いされることはありません。

身体拘束ゼロのためのケアマニュアル

私たちは「病棟における身体拘束ゼロのためのケアマニュアル」を作成しています。基本的なコミュニケーションの方法や患者さんが看護・介護に対して抵抗を示したときのケアのコツ、さらに具体的な治療場面における工夫等をまとめたものです。作成には認知症サポートチームが当たりました。

認知症には「アルツハイマー型認知症」「レビー小体型認知症」「前頭側頭型認知症」「意味性認知症」などいろいろなタイプがあります。また、認知症に似た病気に「せん妄」があります。

これらはそれぞれに対応の仕方が違ってくるのですが、一方で共通して用いられる対応もあります。先にふれたパーソン・センタード・ケアがそれです。

私たちはこのパーソン・センタード・ケアの考えのもと「脳活性リハビリテーションの5原則」を実施することにしています。

脳活性リハビリテーションの5原則とは、認知症サポートチームの指導者を務めている群馬大学医学部の山口晴保名誉教授が提唱している考え方です。認知症があっても前向きに楽しく生活できることを目的としたリハビリテーションの原則です。「快刺激・褒め合う・双方向コミュニケーション・役割・失敗を防ぐ支援」の五つの原則があります。

「快刺激」は介護する側もされる側もともに笑顔で楽しく過ごせる状況をつくることです。笑顔は人を安心させます。

「褒め合う」はどんな些細なことでも褒める姿勢をもつことです。褒められてうれしくない人はいません。また、褒められることによって生活意欲や学習意欲も高まっていきます。

「双方向コミュニケーション」は親愛の情を示したコミュニケーションのことです。認知症になるとコミュニケーションが困難になる傾向がありますが、親しみをこめた対応である程度はカバーができます。これも安心感を与えます。

「役割」は誰かの役に立ちたいという気持ちを支えることです。本来、人は他者の役に立つことで喜びを覚えます。それは認知症になったとしても同じです。その気持ちを尊重するということです。

「失敗を防ぐ支援」はうまくできたときの喜びを味わえるようにすることです。認知症になると、それまでできていたことができなくなり「失敗」が増えていきます。そのことで自信喪失にならないように本人ができることを引き出すようにするわけです。

こうした原則のもと「歩行ルート・動作範囲の安全確保」「本人が認識できる、もしくは安心して過ごせる環境の提供」「転倒などのリスクを回避するためのつきそい」「タッチングや声がけによる安心感の提供」などを実施しています。

また、認知症のある方との基本的なコミュニケーション方法に関しても、次のよう

◎話しかける前に知っておきたい情報・ポイント
生活歴・習慣・好み・性格などの情報収集 言動や行動の理由を探るための観察やコミュニケーション 言葉選び、話すスピード、声の大きさに注意を払う どのようなことに混乱・困惑しやすいかなどの情報の把握 体調の確認
◎話しかける際の配慮事項
自分を認識してもらう 鼻と鼻の高さを同じにして目を合わせる 話しかける 「～していいですか」「～しますね」と行動の説明をし、許可を取る 分かろうとする・共感する
◎話しかける準備
前方から、笑顔で、不要なマスクは外して、ゆっくり分かりやすく、適切な声量で話しかける
◎具体的なコミュニケーションやケア方法
楽しく会話をする 何度も同じ話をしても聞く姿勢、相手の話をしっかり聞く 話の内容を否定しない 目線を合わせ、笑顔で接する 敬意をもって丁寧に接する 認識してもらってから話す 許可を取ってから行動する 例「これから○○しますがいいですか？」 共感する、分かろうとする 触れる、さする、タッチング：必要以上に触れたり、馴れ馴れしくしない 本人が分かる言葉や方法（身振り手振りなど含め）で説明する 好きな方を選んでもらう 自分がどうしたいか自分で決めてもらう できることとできないことを評価する 身だしなみや、できたことを褒める 仕事に類似した活動の提供や生活歴に即した活動の提供をする 明るく楽しい雰囲気、語尾を上げて、ポジティブな声掛けをする お礼を言う、感謝を述べる 無理強いをしない 理由に共感する 好きな活動ができる

（医療法人大誠会「病棟における 身体拘束ゼロのためのケアマニュアル －大誠会スタイル－」より）

にかなり細かい部分まで網羅しています。

図表（P112）のことは基本的な方法で、このプロセスでうまくいかなかった場合はさらに細かく聴力（耳が聞こえるか）・視力（目が見えるか）・表出力（言葉が話せるか）・理解力（理解ができるか）などの面からコミュニケーションの成立を図っていきます。

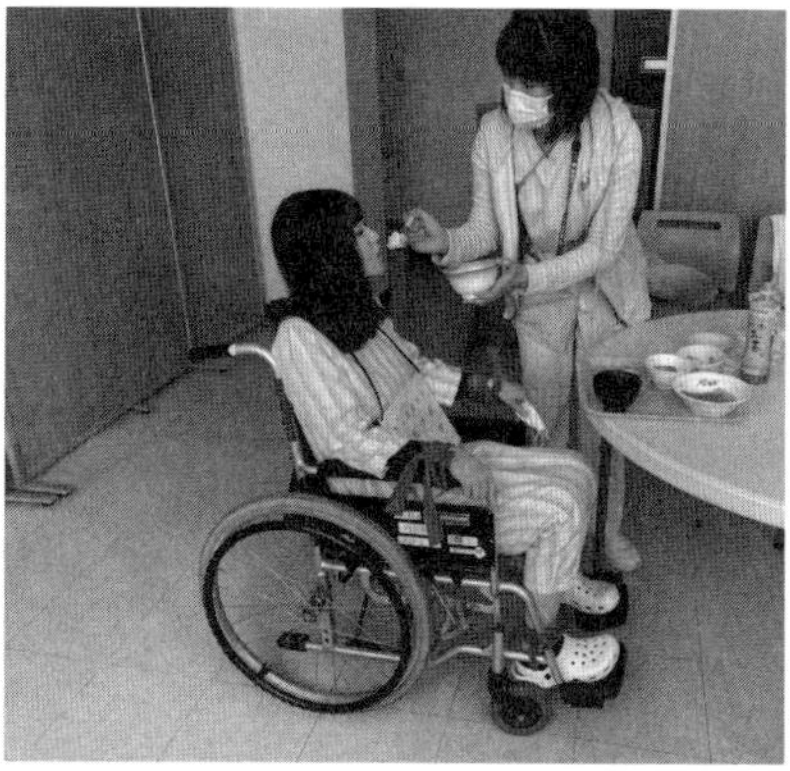

拘束体験の様子。あえてむせやすい立位にて食事を食べさせている

認知症のある患者さんとの関わりの基本は「その人が今しようとしていることを決して止めないこと」「本人がやりたくないことを強制しないこと」です。

治療やリハビリテーション、ケアを行う際には自分たちの都合を優先させるのではなく、患者さんのそのときの状態や気分に合わせることが大切になってきます。

全職員に徹底してもらっているのは「自分

だったらどうしてもらいたいか」を考えると同時に「自分がされてイヤなことはしない」という意識をもつことです。そのために、全職員だけでなく実習に来た医学生にも体験してもらっているのが、写真の「拘束体験」です。介助者に立ったままで食事介助されると、患者さんは顎を上げるような姿勢になるためむせやすくなります。それがどんなにつらいことなのか、そして身体拘束がどんなに不自由なことなのか、自分が体験することで患者さんの思いを理解してもらうのです。そして常に誰かがあなた（患者さん）のことを見守っているという安心感を抱いてもらえる病棟にすることを意識づけています。これは「あなたはここにいていいのです」「あなたがここにいてくれて私たちはうれしいのです」というメッセージになります。

暴言暴力の症状が一カ月で治まる

この「病棟における身体拘束ゼロのためのケアマニュアル」のことを私たちは「大誠会スタイル」と呼んでいます。

このスタイルを通して私たちは多くの患者さんの症状緩和を実現してきました。その事例の一つをご紹介します。

アルコール性認知症によって精神病院に入院していた男性のケースです。

アルコール性認知症というのは、大量のアルコールを飲み続けてきたことで脳血管障害や栄養障害などが起きて認知症にいたるというものです。

Bさんは精神病院でアルコール依存症から抜け出すことはできたものの、BPSDが出るようになりました。BPSDは認知症における「周辺症状」と呼ばれるもので、不安や妄想、幻覚などが生じる「精神症状」と一人歩きや暴言暴力、不潔行為などをともなう「行動症状」があります。

Bさんの場合は大声を出したり暴力をふるうようになったりしたので精神病院では手に負えず、私たちの病院に転院してきました。

入院当初のBさんは職員に対して声を荒げたり、手を上げようとしたりしました。たいへんに攻撃性が高い状態だったといえます。私たちはそんなBさんと信頼関係を築くために彼を尊重するケアを徹底。リハビリに関しても本人が望むときに行うようにしました。

根気よくそうしたケアを継続することで信頼関係を築いていき、同時にBさんが得意なことや集中できることを見つけながら、それに沿った形でケアを重ねました。

その結果として一カ月後にはBさんはたいへん穏やかになり、職員に対して軽口を言うまでになったのです。そして、そのまま無事に退院の運びとなりました。

中央社会保険医療協議会総会の調べによると、認知症を患っている方とそうではない方が入院した場合、前者のほうが入院日数は長くなります。しかし私たちの病院の場合はそれが逆になっており、在宅復帰率もまた高くなっています。これは大誠会スタイルの効果の大きさを示し、特長の一つになっているといっていいでしょう。


大誠会スタイルの概要はウェブ上で公開しています。

さらに、医療・介護の関係者の方々を対象とした「認知症ケア・リハ等体験研修プログラム」も用意しています。プログラムには「座学コース」と「実習コース」があります。

座学コースは身体拘束ゼロでの認知症ケアやリハビリについて座学で学んでもらうほか、大誠会グループの各施設を視察してもらっています。

実習コースはそれに加え、病棟や老健、特養など各施設における昼食時対応や日中対応を現場実習として体験してもらっています。

私たちが築き上げてきたノウハウを多くの関係者の方々にも共有してもらいたいとの思いで始めた研修ですが、年間約100人以上の申し込みがあるまでに関心を集めました。

2020年から翌年にかけては新型コロナウイルスの感染拡大防止のため一時的に停止していますが、再開を望む声は多く、私たちも同じ思いでいます。

何歳になっても生きがいはつかめる

「あなたはここにいていいのです」

「あなたがここにいてくれて私たちはうれしいのです」

大誠会スタイルで大切にしているメッセージはなにも認知症のある患者さんに限定したものではありません。すべての患者さん・利用者さんに向けての思いです。

Cさんという90代の外来患者がいました。

この方はお子さんがおらず、ご主人に先立たれて孤独な日々を過ごしていたとのことです。姪御さんが沼田市に住んでいたので、引っ越しをしてきました。肩や足のしびれがあったため、私たちの病院には外来で通っていました。

Cさんはロビーで待つ間、いつも寂しそうな顔をしていました。私にはそれが気がかりで、機会を見つけては話しかけるようにしていました。

そこで知ったのが、Cさんは書道の師範の資格をもっていて、八段の腕前だということで、75歳になるまでは約30年間、書道教室の先生もしていたとのことです。

それを聞いて私は病院内で書道教室を開くことを思いつきました。

Cさんを先生として外来の患者さんや施設の利用者さんにお習字を楽しんでもらおうと考えたのです。

「Cさん、お願い。病院で書道教室を開くから先生になってくれませんか?」

「いえいえ、私なんてそんな。もう歳も歳ですから」

「そんなこと言わずにこのとおり。お願いします」

「私に教えられるようなことなんてありませんよ」

Cさんが来院するたびにそんなやりとりがありました。Cさんもまさか通院先の医師からそんな依頼をされるとは思いもよらなかったのでしょう。最初は驚いていたよ

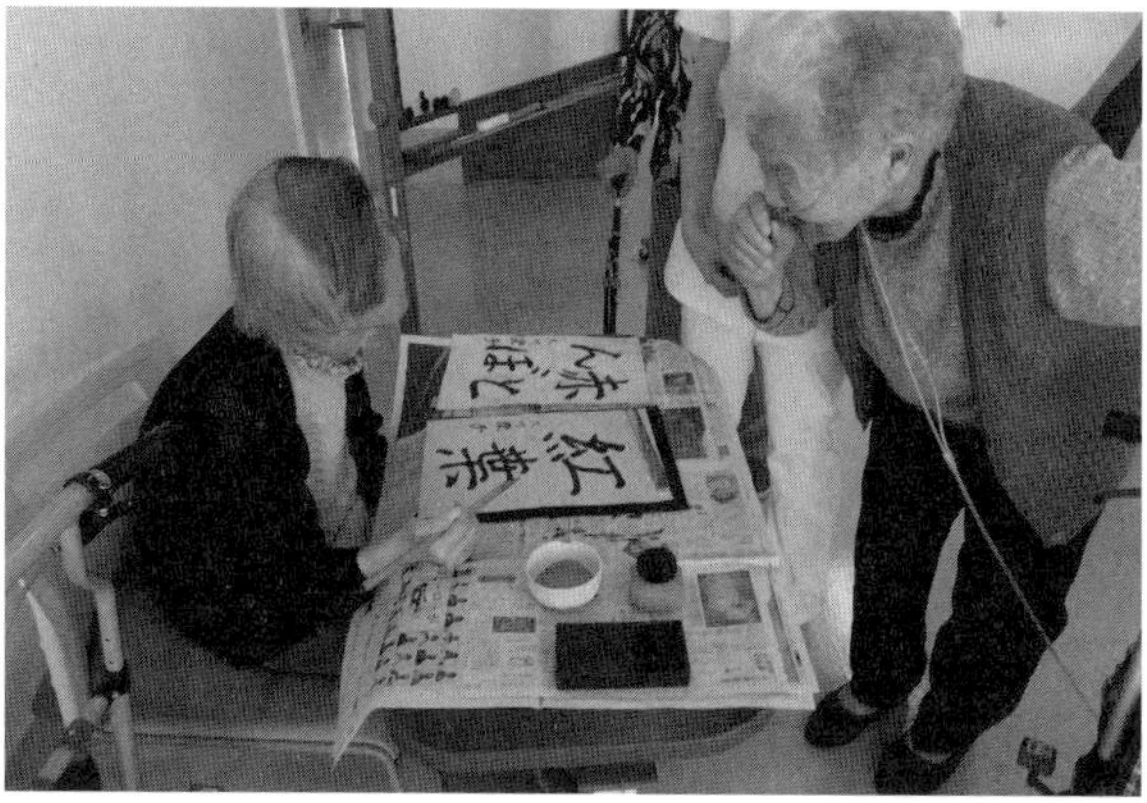

「90歳を過ぎても生きがいはつくることができる」。Cさんによる書道教室の様子

うですが、やがて引き受けると言ってくれました。おそらく、私が決してあきらめないことを察したのでしょう。

「分かりました。じゃあ、やるだけやってみましょうか」

そして、書道教室の初日を迎えました。

私はCさんの姿を見て驚きました。いつものあの寂しそうな表情はどこにもなく、背筋がスッと伸びています。書道の用具も一とおりそろえていて、赤筆やお手本帖も万全です。

やがて院内の一画で書道教室が始まりました。患者さんや利用者さんがこぞって教わりに来て、Cさんも熱心に指導を行っています。その光景には心あたたまるものがありました。

書道教室は好評で、その後も定期的に続けました。

「教え方が丁寧で、本当にいい先生。見ていただくのが楽しみ」

「字を習うきっかけができて良かった」

とは「生徒」のみなさんの感想です。

Cさんも書道教室の開催には満足してくれたようでした。

「お習字を教えている間は痛みやしびれは自然に感じなくなります。自分が人の役に立っていることがすごくうれしくて、生きていて良かったなと思います」

と私に言ってくれました。そしてそのあと、こう付け加えたのです。

「先生。90歳を過ぎても生きがいはできるんですね。私、やってみて良かった」

私はその言葉に心を打たれました。

そう、いくつになっても生きがいを得ることはできるのです。それはCさん自身もそうですし、Cさんに書道を教わった生徒のみなさんもそうだと思います。また、Cさん以外に編み物が得意な患者さんにも編み物教室を開いてもらいましたが、その方もイキイキとした顔で指導をしてくれていました。

Cさんにとって私たちの病院は「自分がいてもいい場所」であり「自分がいること

を喜んでもらえる場所」でもあったと思います。だからこそ、生きがいを得ることができたのです。

Cさんが病院に来てくれてうれしかったことはもちろんですが、生きがいを得る場所・機会を提供できたことをとても誇りに思っています。その後、Cさんはグループの施設に入居し、穏やかな最期を迎えられました。

認知機能が衰えた高齢者のためのドライバーリハビリ

認知症治療ではないのですが「ドライバーリハビリ」という認知症に関わるサポート業務のことにもふれておきましょう。

近年、高齢者による自動車事故がニュースで取り上げられることが多くなってきました。認知機能の衰えによって運転操作を誤り、悲惨な事故を招くケースが目立ちます。

このようなことを受けて、2017年に道路交通法が改正され、75歳以上の方は免許更新時に認知機能検査を受け、「認知症のおそれあり」と判定された際には医師の診断を受けなければならなくなりました。

私たちのグループではこうした方たちをサポートするために「ドライバーリハビリ」を実施しています。具体的にはドライブシミュレーターを用いた運転能力の評価や練習、高次脳機能・認知機能・身体機能の評価、免許の自主返納に向けたアドバイスやサポート、返納に対する心理的サポート、さらに介護保険制度の利用サポート等を行っています。

群馬県は免許取得率が全国一位です。多くの人々にとって車は「生活の足」として欠かせないものです。山間地域にある沼田市は特にその傾向が強く、過疎地域には車がないと生活が成り立たないという方もいます。そのなかには一人暮らしをしている方も少なくありません。

そういう方たちが事故を起こさないようにサポートし、一日でも長く運転が続けられるようにお手伝いしていくのが、このドライバーリハビリというわけです。

ただ、このドライバーリハビリを受けても免許を返納せざるを得ない方たちもいます。そういう買い物難民になってしまった場合の支援として私たちが行っているのが移動型コンビニ事業「ゆきちゃん号」ということになります。

第4章

職員が安心して働ける環境づくりがサービスの質を向上させる

健康経営に取り組む理由

私たちのグループでは「健康経営」への取り組みを積極的に行っています。提供する医療・福祉・介護のサービスを高め、患者さん・利用者さんにとって最適なものとするためには職員が健康であることが大前提という考えに基づいています。職員が疲れた顔をして看護をしていたら、患者さんは不安になります。笑顔のない介護は利用者さんに戸惑いを与えます。最悪なケースとしては医療ミスも考えられます。職員が日頃から健康を意識し、元気な姿で仕事に取り組めば、サービスの質は守れるのです。なにより、場の雰囲気が明るくなります。そのための健康経営というわけです。

健康経営の活動指針としては、次の三つを掲げています。

- 私たちは健康を意識し、家庭や職場、地域にて健康増進活動を積極的に行います。
- 私たちは0歳から100歳まで誰もが安心して暮らしていける地域づくりを目指し、情報の発信をし続けます。

・私たちはグループ法人と連携して、医療のみならず様々な事業を展開し、住み慣れた地域でその人らしく生き生きと生活できるよう地域に貢献いたします。

私自身が最高責任者となって組織内に産業医を含む衛生委員会や職場連携委員会等を設けることで全体的に健康経営に取り組んでいます。「医者の不養生」とならないように職員の健康への意識付けを行うことは、ひいては地域の方々に健康に関する正しい知識を提供していくことに通じると考えています。

主な取り組みの例ですが「シェイクラボ」というサーキットトレーニング倶楽部をつくっています。マシンやマットを使ったトレーニングを行うことができ、理学療法士をトレーナーとして専門的なアドバイスを受けることも可能です。

また、職員の検診項目に体成分分析を追加しています。体成分とは体を構成する基礎成分のことです。水分・タンパク質・ミネラル・体脂肪を指します。これらの量を調べることによって栄養状態をチェックするというわけです。

この健康経営への取り組みからも分かるように、私たちのグループでは職員たちが元気に、そして安心して働ける環境づくりに大きく力を入れています。

それが結果として働きやすさに結びついて「ここで働きたい」という人が集まってくれるようになりました。

人手不足が叫ばれる医療・福祉・介護業界において「人財」の確保と定着は重要な課題です。その意味でも、私たちのグループの取り組みは参考にしてもらえるのではないかと考えています。

ここで、私の人財観を述べておきます。

私は患者さんや利用者さん、地域の方々と同じように職員たちを大切に思っています。みんなのことが「大好き」なのです。彼らは、ともに地域づくりのために頑張る仲間だと思っているからです。

グループで職員を採用するとき、私も直接関わることにしています。面接も私自身で行います。そのときには「覚悟をもって一緒に働けるかどうか」を確認します。もし、それが確認できない場合は、どれほど人手が必要であっても見送ることにしています。なぜなら、先々になってまわりの職員たちが負担を感じたり、患者さん・利用者さんに迷惑をかけてしまうことになると考えているからです。

慢性期医療・トータルケアを提供する私たちの仕事において強く求められるのは、温かい人間性です。それがあるからこそ、良質なケアを実現できると考えています。私は職員たちに温かい人間性を養ってほしいと願っていますし、そのための努力を惜しまないでほしいとも思っています。覚悟というのは、そういうところにも関わってきます。

職員たちにとっても私にとってもそうですが、職場では家族よりも長い時間をともに過ごします。だからこそ、同じ志をもつ「人財」の集合体でなければならないと私は考えているのです。

また、一般常識や言葉づかい、身なり、礼儀など、どこに出しても恥ずかしくない、そして信頼される「人財」であってほしいとも思っています。さらにいえば、人財としての自分に誇りをもってほしいとも考えているのです。自分に誇りをもっていると仕事もプライベートも充実するのはいうまでもありません。そうした人財への思いが安心して働ける環境づくりに反映されているといってもいいでしょう。

その環境が気に入って「派遣で行くなら内田病院がいい」と言ってくれる医師もいます。医療業界では医師不足を解消するために、別の病院に勤務している医師が他の病院に「応援」に駆けつけることがあります。私たちの病院でも大学病院に勤める方たちの力を借りているのですが、その中に「ここはとても働きやすい」と言ってくれている医師がいるというわけです。

夫婦そろって転職し、そのまま群馬に永住

私たちのグループには県外から引っ越してきた職員もたくさん働いています。医療・福祉・介護の各サービスを包括的に提供する取り組みが広く知れわたるにつれて「内田病院で働きたい」「大誠会グループの一員になりたい」という人たちが集まってくれるようになりました。なかには「田中理事長と一緒に仕事をすると楽しそうだから」と思わず笑顔になるようなことを言ってくれる人もいます。

今回、私たちの病院で働いている髙山夫妻の話を聞いてみました。ご主人の喜光さんは認定薬剤師として、奥さんの安佐子さんは看護師として勤務しています。

二人が入職したのは2017年ですが、その3年後には永住を決めてマイホームを建てました。よほどこの地域が気に入ってくれたようで、私としてもたいへんうれし

く思っています。

ご主人の喜光さんはもともと千葉県柏市の出身で、ずっと関東に住んでいました。薬剤師として東京の病院に約8年間勤めていたのですが、かなり激務で心身ともに疲弊する毎日だったそうです。

そこで転職を検討することにした喜光さんでしたが、別の病院を知ることは薬剤師としての視野を広げることになるとの考えもありました。

次の勤務先をどこにするかで漠然とイメージしていたのは「場所は関東エリアの病院で、近くに温泉があると、なおうれしい」だったとのことです。休日はしっかりと休めて、温泉でのんびり過ごせるような暮らしを求めていました。

転職にあたっては薬剤師向けの転職支援会社を利用し、私たちの病院のことを知ったのもその会社からの案内によるものでした。「群馬にいい病院がありますよ」という紹介を受けてウェブサイトを見てみたら、認知症に力を入れている病院だということが分かったとのことです。

「でも、正直なことをいうと、この時点ではまだ私にとって内田病院は数ある転職候補先の一つでしかありませんでした。私は認定薬剤師の資格をもっているのですが、その経験とスキル、知識を発揮できるところが見つかるまでは焦らないようにとも思っていたのです」

そんな彼が一転して「ぜひ内田病院で働きたい」と思うようになったのは、面接を受けたことがきっかけでした。

通常、病院を紹介されたときは、いったん見学をして職場の雰囲気を感じ取り、興味をもったら面接を受けるという流れなのですが、私たちの病院は群馬にあるということで、見学と面接を同時に行うことにしました。東京からだと少し距離があるため、一回で済まそうと考えたわけです。

面接で彼に対応したのが、私と本部長の田辺祐己さんです。喜光さんは私たちの人柄に好感をもち、面接を終えた時点でここに勤めようと決めていたとあとで知りました。どこが気に入ってくれたのかというと、

「やりとりがたいへんに気さくで、取り組んでいること（地域づくり）にも興味が湧いたんです」

と言われました。でもいちばん記憶に残っているのは「温泉」の話題だったと言います。

「どうして群馬の病院に興味をもったのですか？」

という私の質問に彼は本当に自然な口調で「温泉がたくさんあるからです」と答えました。そのやりとりは私も覚えていて「正直で面白い人だな」という印象がありました。

通常であれば「早くから認知症への取り組みを進めながら地域貢献にも力を入れてきたことに魅力を感じました」といったような模範解答が返ってくるところです。それなのに答えが温泉ですから、ついクスッと笑ってしまいました。と、同時に私も本音で話していました。

「うちもね、温泉を掘るつもりなんですよ」

「え、そうなんですか」

「温泉があったら患者さんや利用者さんも喜んでくれるでしょ？」

そこで口を挟んだのが田辺さんです。

「いや、理事長。本当に掘ることにしたんですか？」

「どうして？　掘ってみたら上手くいくかもしれないよ。ねぇ、そうですよね、髙山さん？」

「えーと、その……」

と、しばらくは面接そっちのけで温泉の話をしたことを覚えています。このとき、彼は「この人たち、面白い。この人たちと働いたら楽しいだろうな」と思っていたそうです。

それを狙って温泉の話をしたわけではありませんが、結果的にはフランクな対応が気に入ってもらえ、私たちとしても優秀な人財を迎えることができたのでよかったと思っています。

当グループは真面目にかつ真摯に事業に取り組んでいますが、だからといってその風土が堅苦しいというわけではありません。この面接時のエピソードで伝わればいいのですが、お互いにフランクなやりとりをしながら日々の業務に臨んでいます。こうした雰囲気の良さが喜光さんにとってのなによりの魅力になっているようです。

ちなみにこのときに話題になった温泉ですが、3年後にヘルシーパークの天然温泉として実現することになります。このときから私は構想を抱いていたのでした。

「群馬県の病院、どうだった？」

「すごくいいところだった。あそこで働くことにする」

私たちの面接を受けたあと、帰宅した喜光さんは妻の安佐子さんの問いにそう答えたそうです。

「主人が病院の見学・面接を終えて帰ってきたときの様子は今も覚えています。とてもうれしそうで、自分の居場所を見つけたようなワクワクした気持ちが伝わってきました。面接時のやりとりを聞いたときは思わず笑ってしまいましたが、いい病院と出会えて良かったと胸を撫で下ろしました」

と安佐子さんは振り返ります。彼女自身は看護師として喜光さんと同じ東京の病院に勤務していたこともあって、彼が日々の激務に消耗していることは分かっていました。だからなおさら、納得できる転職先が見つかったことがうれしかったといいます。

当時、二人はまだ結婚をしておらず、群馬に行くことが契機となって入籍をしました。その意味でも高山夫婦にとって当グループとの出会いは大きかったのではないでしょうか。

安佐子さん自身も「身体拘束ゼロ」には興味をもっていたとのことです。というのも、彼女も看護師として患者さんの身体を拘束した経験があったからです。また、安佐子さんの祖父も認知症を患ったときに身体を拘束されたことがあります。もし身体を拘束することなく患者さんのケアができるのなら、そのスキルを学びたいと思っていたのでした。

そういう経緯もあり、群馬県に移り住むことにまったく抵抗はなかったと安佐子さんは言います。

「むしろ、夫と同じようにワクワクしていたといってもいいくらいです」

安佐子さんは群馬に移ってから私たちの面接を受けたのですが、喜光さんのときと同じように堅苦しいものではなく、その気さくな感じに安堵したとのことです。私もご主人に引き続いて頼りになる人財が来てくれたことを喜んでいました。

安佐子さんが働いていて「ありがたいな」と思うのは、休みがしっかり取れることだそうです。

私たちの病院では基本的に職員が希望する日はすべて休日としてシフトに組み入れることができます。これは誰もがそうなので、安心して休みを取ることができます。

医療や介護に関わる仕事は自分が元気ではないと質の高いケアを提供することが難しくなります。院内では「体調が悪いのに無理をしてまで仕事をするとかえって患者さんに迷惑をかけてしまう」という考えが浸透しているので、休むことに後ろめたさを感じる必要はありません。これは私が徹底させていることです。

その意味では職員たちは精神的にも負担がないと思ってくれているようです。もちろん、そのぶん自己管理はしっかりと行うようにとは言っていますが。

仕事以外に関して、髙山夫妻は地域の風土も気に入ってくれているとのことです。「実際にこの地域に暮らしてみてまず感じたのは、人情味のある人が多いということです。職場の人たちもそうですが、ご近所の方々も気軽に声をかけてくれました。〝なにか困ったことはない？　あったら言ってよ〟。私たちが慣れない地域で戸惑っていないかを気にかけてくださっていたようです」

そういう土地柄も気に入って、二人は「ずっとここに住もう」とマイホームも建てました。すばらしいことだと思います。

「地域といっしょに。あなたのために。」は私たちグループの理念ですが「この地域に住んでみると本当にその理念のとおりに頑張っていきたいと思わせてくれる土地柄だ」と二人は実感しているとのことです。この地域に溶け込んで暮らしてくれていることが私にはとてもうれしくて、本当にいい出会いができたなと感じています。

現在、ご主人の喜光さんは認定薬剤師として、利用者さんのお薬の管理全般を手がけています。調剤業務から服薬指導、医師に対する情報提供など、これまでの経験やスキルを活かしながら頑張っています。

認定薬剤師とは「良質の薬剤師業務を遂行するために自己研鑽」をしていると認められた薬剤師のことで、日本薬剤師研修センターから公式に認定を受けることで名乗ることができます。認定されることによって医療従事者や患者さんからの信頼も高くなり、引く手あまたの職種といえます。おそらく、全国どこに行っても就職先には困らないはずです。そういう優秀な人財が私たちの病院を気に入ってくれ、さらにはこの地域に永住するとまで言ってくれているわけですから、本当にうれしくなります。

また、奥さんの安佐子さんは「地域包括ケア入院医療管理科」「障害者施設等一般病棟」のある2階病棟で看護師として働いています。彼女は以前の病院では小児科や呼吸器内科といった診療科目を担当していたこともあって経験が豊かで、私たちにとって頼もしい仲間の一人です。

ここで、当グループの「休みの取りやすさ」についてふれておきます。

私たちのグループでは職員の年間休日を120日としています。これは医療・福祉業界の中でも多いほうです。厚生労働省の「平成30年（2018）就労条件総合調査」の結果によると、医療・福祉業界の年間休日は平均で109・4日。年間休日を120日以上にしているところは全体の20・6％です。

休日が多い理由ですが、職員のワークライフバランスを重視しているからに他なりません。仕事に懸命に取り組むのはもちろんすばらしいことですが、一方でプライベートも充実させてほしいとの思いがあります。グループの理念である「地域といっしょに。あなたのために。」の「あなた」には職員も含まれているのです。

男性も気兼ねすることなく育休が取れる風土づくり

ワークライフバランスの両立を図るには子育て支援の充実も欠かせません。私たちのグループの考え方としては「お互いさま」の精神です。現在子育てをしている人はみんなで支援し、その人が子育てを終えたら次の子育て世代を支援する側にまわる――。そんなお互いさまのつながりを構築していこうというスタンスです。

そのため産休・育休も取りやすくしていて、取得後はほぼ全員が職場に復帰しています。育休というと、一般的に女性が取得するものととらえられがちですが、私たちのグループでは男性職員が取得するケースも少なくありません。

厚労省の統計によると育休の取得率は女性の場合おおむね80％で推移しています。一方、男性の場合は平成30年度（２０１８）において6・16％です。これは取得率としては最高記録ですが、やはり低水準といわざるを得ません。この数値を上げていくことが一つの社会的課題となっています。

また、男性が育休を取らない理由としては、ある調査では「業務が繁忙で職場の人手が不足していた」「会社で育児休業制度が整備されていなかった」「職場が育児休業を取得しづらい雰囲気だった」が上位に挙がっています。ちなみにこの「育休を取得しづらい雰囲気」については、別の調査では男性が育休を取らない理由のトップにもなっています。

私たちはそうしたことのないように制度を整え、育休を取りやすい雰囲気づくりを進め、助け合いの精神で互いをカバーしながら取得率の向上に努めています。

私たちのグループの場合、職員同士の婚姻率が高く、夫婦で子育てをするという意識は浸透しているため、育休を取る男性職員への理解も進んでいます。

子育て支援対策が進んでいる企業に対しては「次世代認定マーク（愛称：くるみん）」という制度があります。くるみんマークを対外的に使用できるようになり、子育てサポート企業としてアピールできる制度です。

このくるみんマークの認定を受けるにはいくつかの基準をクリアしなければなりません。例えば「次世代育成支援対策推進法に基づく一般事業主行動計画を策定し、その目標を達成する」「男性の育児休業取得者が1人以上いる」「女性の育児休業取得率が70％以上である」といったものです。私たちは2013年にこのくるみんマークの認定を受けており、さらにその上位ランクの「プラチナくるみん」の認定を受ける準備も進めています。

自身の世界を広げるために沼田市へ

私たちの病院で統括介護部長を務めている黒木勝紀さんもまた県外から移住してきた職員の一人です。もっとも彼は茨城県にマイホームがあり、単身赴任という形で沼田に住んでいます。

彼はもともと茨城の老人保健施設で働いていました。介護の仕事の経験が豊富で「シナプソロジー」のアドバンス教育トレーナーとして講演活動も積極的に行っていた人です。

シナプソロジーとは脳に適度な刺激を与えて活性化を図るメソッドのことです。二つのことを同時に行ったり、左右で違う動きをしたりと普段では取らない動きをすることで刺激を与えるわけです。高齢者の認知機能の低下予防や認知症対策にも効果があるメソッドとして定評があります。実際に全国の介護施設で活用されています。

彼はまた、地域の介護力の向上を目指すために自主勉強団体「かいごの学び舎『鼓動』」を立ち上げ、その代表も務めています。認知症介護指導者としての資格ももち、人財育成にも豊富な経験があります。さらに介護技術や認知症啓蒙活動、介護職のモチベーションアップ術などセミナー講師としても活躍していました。

その彼が介護の世界に飛び込んだのは30歳のときだったそうです。

以来彼は、この仕事に大きなやりがいを感じながらさまざまな活動を続けてきました。自主勉強団体の施設をつくったのは介護に関わるすべての方が自信と誇りと希望をもって仕事に取り組み、また未来の子どもたちが介護の仕事に関心をもってくれるようにと願ってのことでした。「1人の100歩より、100人の1歩」を合言葉にしながら、認知症の理解促進や負担の少ない介護技術の普及等に努めてきたのです。

私は彼とフェイスブックを通じて知り合いました。しばらくは直接会うことはなかったのですが、彼が行っているよさこい踊りを当グループの夏まつりで披露してもらいたいと思い、その打診をしたところ快く引き受けてもらえました。

それをきっかけに面識を得て、それから5年ほど毎年沼田に足を運んでくれるようになりました。そうやって交流を深めていくなかで「黒木さんの経験と見識を活かしてグループの力になってくれたらありがたいな」と思うようになり、あるとき思い切ってスカウトをしました。

「黒木さん、うちで働いてみませんか？」

彼はそのオファーに応じてくれて、現在は統括介護部長として職員たちの成長を後押ししています。

当グループに入ってくれた理由ですが、彼自身も医療と介護、福祉をトータルに手がけることで地域づくりに貢献している取り組みがユニークだと思っており、共感も覚えてくれていたとのことです。

「自分自身の世界が広がりますし、これまでの経験を活かせる新たな機会だとも考えましたね」

と彼は語ります。

グループにおける彼の役割は人財育成です。

当グループには介護職に就いている職員がおよそ160人いて、「ケアコンシェルジュ」と呼ばれています。介護に関する広範囲な知識や技術をもち、利用者さんやその家族が困っているあらゆることに対応できるようになることを目指しています。その成長を彼がサポートするというわけです。

認知症介護指導者としてのノウハウやこれまでの活動に基づいた経験を通して人財の育成に取り組んでくれており、また、大学時代に学んだコーチングの技術・ノウハウも活かしてくれています。

グループの魅力として、彼はこう言っています。

「研修が多くて常に学びの機会にふれられる点も、働く側にとっては魅力だと感じています。例えば介護職の職員でも医療分野の知識が必要ですし、医療職の職員も介護分野の知識が必要です。〝どちらか一方〟ではなく〝両方どちらも〟知っていることでより質の高いケアができるという考えがあるためですが、そのぶん患者さんや利用者さんから喜んでいただけることも多くなります」

彼が言うように、当グループでは成長を実感する環境が整えられているので、やりがいも得られやすいと言っていいでしょう。

彼自身は国が取り組んでいる地域包括ケアシステムに関わることで自身の経験値が高まることに魅力を感じています。人を育てることで地域に貢献する喜びは、かねてより追求していたことでもあり、グループの一員になることで、それがよりスケールアップした形で実現できていると感じてくれているとのことでした。思い切ってスカウトをして良かったと私自身も思っています。

医師になることを選んだ三人の子どもたち

私には三人の子どもがいますが、彼らは全員、医師になることを目指しています。長女は帝京大学医学部の6年生、長男は群馬大学医学部の3年生、そして次女は川崎医科大学医学部の1年生です（それぞれ2021年現在）。

私は子どもたちに医師になってほしいと思っていましたし、またグループを引き継いでほしいとも願っていたので、親としても理事長としても彼らの選択を歓迎しています。

三人が三人ともグループの一員になるかどうかは分かりませんが、少なくとも医師としてのやりがいは得られることになるので心から喜んでいます。

私自身は医師になろうという気持ちはなく、唐突に父から言われたことに大きな戸惑いを感じました。そのため子どもたちには小さい頃から「お医者さんの仕事は楽しいよ～」と言い聞かせていました。

実際に楽しかったから確信をもって言えたわけですが、子どもたちの話を聞いてみると、そういう言葉以上に私や夫や働く職員たちの姿を見て「医療の世界で働きたい」

と思うようになったようです。

長女によると、彼女の小さい頃の思い出として残っているのは仕事熱心な私の姿だそうです。例えば帰宅後、夜遅くに病院から電話がかかってくることがよくありました。その時、イヤな顔を一つせず出かけていったことが印象的だったと言います。私が忙しかったこともあり、長女には弟や妹の面倒を見てもらうことが少なくなかったのですが、そんなふうに受け止めてくれていたことはありがたいなと率直に思います。また、職場には子どもたちをよく連れて行っていたのですが、長女の目には私や職員たちが楽しそうに働いていると映っていたようです。

次女は小学校にあがるかあがらないかの頃に、病院の看護師からかけられた言葉を今も覚えていると言います。そのとき、彼女はロビーで私の仕事が終わるのを待っていました。その姿を見た看護師が「先生の診察が終わるまで長く感じるかもしれないけど、患者さんのために時間をかけてるんだよ。分かってあげてね」と言ってくれたそうです。小さい子どもにも、そう言って対応してくれた職員に感慨もひとしおです。

プライベートで一緒に外出していたとき、すれ違うまちの方たちから「田中先生、こんにちは」とよく挨拶を受けていたのですが、そのことも印象に残っているそうで

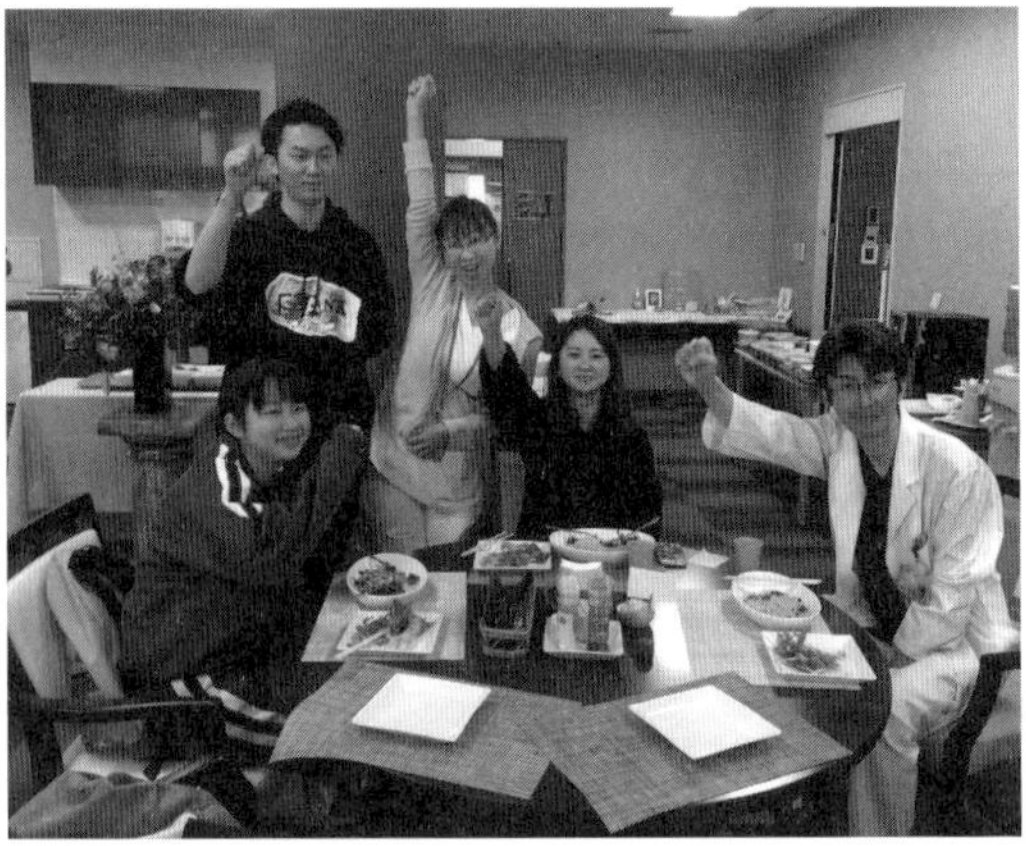

病院内のカフェにて、ランチタイムの家族写真

す。「お母さんって、患者さんから慕われてるんだな」と感じてくれていたんだそうです。

長男は予備校生のときに東京に住んでいました。故郷を初めて離れたわけですが、そのときに群馬の良さに気づいたと言います。その経験から「将来は群馬の地域医療に役立ちたい」と言ってくれています。同時に「大誠会グループが取り組んでいる地域づくりの意義も実感できた」とのことです。私にとっては本当にうれしい一言です。

子どもたちが医師を志した背景には、彼らの父親——つまり私の夫の影響もあったと思います。夫はもともと大阪大学の法学部を卒業し、会社員として東京の丸の内で働いていました。私と結婚したあと「医者って楽しそうだね」と言い始め、彼自身も医師になることを決意しました。会社を辞めて受験勉強に専念し、新潟大学医学部に入学しました。当時30歳でした。その後、無事に卒業して医師になり、今は私たちの病院の副院長として消化器内科を担当しています。

子どもたちにとっては、戸惑うことも多かったはずです。母親は夜遅くまで仕事が続き、なかなか家に帰ってこない。父親は夜通し医学部受験のための勉強をしている。そんな姿を見て、子どもたちは「うちはよその家とは違うなあ」と思っていたといいます。

しかし、忙しいながらも楽しく働いていた私や、わざわざ受験をし直してまで医師を目指した父の姿を見て、子どもたちは「医師はそんなにも魅力があるのか」と感じてくれたのです。自分たちの仕事や働く姿勢が次の世代を育むことにつながっていると思うと、自分のやってきたことは間違っていなかったと確信できるのです。

地域の人の声

私たちのグループが地域の方々との交流を大切にしていることは、すでに何度もふれていますが、ここではその地域の方の声も紹介しておきたいと思います。

沼田市久屋原町の区長を経験したことがあり、グループの評議員でもある金井守さんにお話をうかがいました。金井さんは沼田市のご出身で、会社の経営者です。奥さんは私たちの病院で看護師として長年働いており、またお嬢さんは私の長女と同級生です。グループの保育園でも一緒に過ごした今でも仲の良い幼馴染です。

以下は金井さんのインタビュー内容です。

◇◇◇◇◇◇◇◇◇◇◇◇◇◇

もとは個人の診療所だった病院が、ここまでさまざまな事業を手広く扱う医療法人グループに成長したことは私たち地域に住む者にとって誇りですし、なにより安心感を与えてもらっていると思っています。田中理事長が日頃から言っているように「0

歳から１００歳まで、誰もが安心して暮らせる環境」が沼田には整えられていると思っているからです。

個人的な関わりでいえば、私の妻は看護師として30年近くお世話になっていますし、グループの保育園には娘も通っていました。幼い子どもを預ける場所が職場にあることは妻にとってもずいぶん助かったようです。また、私の父が病気で倒れたときも内田病院でお世話になりました。そのときの丁寧な対応にも感謝しています。病院を利用する立場からいえば、身体拘束ゼロに象徴される患者さんを大切にする姿勢は本当に安心でありがたいものだということが実感できます。

田中理事長とお話をするたびに思うのは「この人は真剣に地域のために頑張っている」ということです。地域のためになることなら労をいとわず、あらゆることに取り組もうとします。その熱意には頭が下がる思いです。

昨年（２０２０年）できたヘルシーパークもそうですが、医療法人という枠を超えて事業を拡大していく点にも感銘を受けています。私も会社を経営しているので、経営者の大変さや苦労は分かるつもりですが、田中理事長は本当にイキイキと事業に取り組んでいることが伝わってきます。

医療面や介護面、福祉の面で安心感を生みだしている一方で、もう一つ地域に大きく貢献している点があります。それは雇用です。

大誠会グループには現在、約６４０人の方が働いているそうです。地元にとってこうした大きな雇用元があることも一つの安心感になっています。

また、地元以外の人もグループの評判を聞きつけて移り住んでくるケースが多いとうかがっています。人口減の解消が課題となっている沼田にとって、これも確かな貢献につながっているといえます。

おそらく病院がここまで地域づくりに関わっているケースは全国的に見ても珍しいはずです。それを考えると、このような取り組みは、もっと注目されるべきことだと思っています。また、同様の取り組みが他の地域でも行われるようになればたいへんにすばらしいことだとも感じています。


（金井 守）

◇◇◇◇◇◇◇◇◇◇◇◇◇◇◇◇◇◇◇

私たちのグループは沼田市を中心とした利根沼田地域においてまちづくりを進めていますが、これは一方的なものではないと考えています。私たちがその事業を通して地域の方々に働きかけ、地域の方々もまちづくりに関心をもち、参加してくれたからこそ前に進むことができたのだと考えています。

そしてそこにはグループに対する地域の方々の理解と信頼が欠かせなかったといってもいいでしょう。その意味において金井さんの言葉は本当にありがたく思えます。

こうした信頼関係がある限り、まちづくりはこれからもますます充実していくことと確信しています。

第5章

事業拡大から見えた「地域づくり」という病院の役割を担って

国が推進する「地域包括ケアシステム」

現在の日本は他国に例を見ないほどのスピードで高齢化が進んでいます。65歳以上の高齢者は4人に1人以上、およそ3600万人という数にのぼっています。100歳を超える方々も毎年増えています。厚生労働省の発表によると、2020年9月現在で100歳以上の方の総数は8万450人となっており、前年より9176人の増加ということです。

100歳以上の方のことを一般的に「百寿者」と呼んでいますが、老人福祉法が制定された1963年時点で百寿者の数は153人でした。それが2020年には8万450人になっているわけですから、およそ60年間で約525倍に増えた計算になります。この数字を見るだけでも、高齢化がすさまじい勢いで進んできたことが実感できるかと思います。

高齢になると高まってくるリスクの一つが認知症です。

厚労省のデータで年齢別の認知症有病率を見た場合、65歳から69歳までの人は有病率は1・5%でしかありません。この数字は年齢が高くなるにつれて大きくなっていき、75歳から79歳までの人は10・4％、85歳から89歳までの人は44・3％、そして90歳以上では64・2％となっています。実に2人に1人以上です。

社会が高齢化するということは、認知症と真正面から向き合わなければならないということです。そのため、国でもさまざまな取り組みを進めています。その取り組みの一つが「地域包括ケアシステム」です。

地域包括ケアシステムは「団塊の世代」と呼ばれる人たちが75歳以上の後期高齢者になる2025年を見据えて進められている体制づくりです。「高齢者の尊厳の保持と自立生活の支援の目的のもとで、可能な限り住み慣れた地域で、自分らしい暮らしを人生の最期まで続けることができるよう、地域の包括的な支援・サービス提供体制（地域包括ケアシステム）の構築を推進」すると厚労省では位置づけています。

要は、高齢者が要介護状態になったとしても、その尊厳を奪われることなく、その人らしい生き方ができるように、地域が一体となって支えていきましょう、ということです。これはまさに私たちの考えと重なるものです。

地域包括ケアシステムは市町村や都道府県が、地域の自主性や主体性に基づき、地域の特性に応じてつくり上げていくことの大切さを強調しています。この「地域の自主性・主体性」という点でも、私たちの考えと一致しているといえます。

地域包括ケアシステムの観点から沼田市を見てみると、私たちグループの果たす役割がより明確に見えてきます。

沼田市は尾瀬国立公園や谷川岳、赤城山などに囲まれた風光明媚なまちです。市の面積のおよそ8割が森林で、豊かな自然が広がり、四季折々に美しい情景を目にすることができます。空気も澄んでいて、夜になると星空が広がります。

特産品としてはりんごがあり、群馬県内でも一番のりんごの産地です。りんご園もたくさん点在しており、グループでもりんご園を所有しているほどです。

沼田市の人口は2021年現在で4万6598人です。国勢調査では2010年時点で5万1265人、2015年では4万8676人だったので年々人口は減少していることになります。

高齢化率は34％で、一人暮らしの高齢者の数も年々増えており、2020年は2807人でした。全高齢者数1万5595人に占める割合は18％です。

沼田市が直面している課題は、人口減少と超高齢化、そして少子化です。これは多くの地方自治体に共通する課題といえます。

こうした課題に対してはいろいろなアプローチがあると思いますが、私たちは医療法人としてのスタンスからさまざまな課題に取り組んできました。それは本書でも述べてきたように、医療・介護・福祉を融合させ、トータルにサービスを提供することで地域に暮らす方々への安心感を育んできたわけです。グループが手がける事業はすべて「地域といっしょに。」という言葉に集約することができます。

もともとは高齢者の方たちを対象としての事業拡大でしたが、やがて子どもたちや子育て世代、障がいをもつ方たちもその対象に含まれていきました。

地域包括ケアシステムは高齢化に対応した体制づくりです。それはもちろん大切なことなのですが、高齢者の安心を求めているだけでは不十分だというのが私の考えです。

高齢者だけが手厚く守られ、その下の世代の人たちが生きづらさを感じるようでは、その地域に魅力を感じることは難しいはずです。「今は不安かもしれないけど、老後は安心だから」では説得力がありません。「それなら他の地域に行ったほうがいい」となってしまいます。老後の安心に加えて「今の安心」もなければ、地域から若い世代はどんどん出て行くことになります。

その「今の安心」をどのように提供していくかを追求していくなかで保育事業や障がい福祉事業を手がけ、医療・介護・福祉のトータルな体制をつくり上げてきたというわけです。高齢者が、子どもが、子育て世代が、障がい者が安心して暮らせる優しいまちは誰もが住みやすいまちになる——というのがグループの基本的な姿勢です。

特定の世代に対してではなく、すべての世代に安心をもたらしたい。私たちは「0歳から100歳まで」というフレーズをよく用いますが、それはこうした考えを表したものです。

どれか一つではなく、すべてを

慢性期医療にはトータルなケアが求められます。一つひとつのケアはあくまでもパーツであり、それぞれが有機的なつながりをもつことで、質の高い包括的なケアが生まれるわけです。例えば、おいしい食事を出していたとしても、排泄ケアが不十分であれば食事を楽しむどころではありません。排泄ケアが行き届いていたとしても、寒々としたフロアで過ごさなければならないとしたら快適とはほど遠いといわざるを得ません。

どれか一つに特化するのではなく、すべてを良くしていくことで安心できるケアは実現します。

まちづくりもそれと同じなのです。誰もが幸せを感じられるサービスを生みだしていくことが本当に求められるまちづくりだと私は考えています。

また、まちづくりにおいては一方的な働きかけでは広がりを保てないとも考えています。

「地域のために、医療・介護・福祉のサービスをトータルに提供できるようにしています。どうぞ安心してください」

ということでは「それはありがとう」「頑張ってくれてるね」で終わってしまいます。

「よく分からないけど、地域の病院がまちのためにいろいろとやっているんだな……」

と地域の人に思われるだけではいけないと考えているのです。もちろん、なにもしないよりはマシですが、私はやはりまちづくりというのは、そこに暮らす一人ひとり

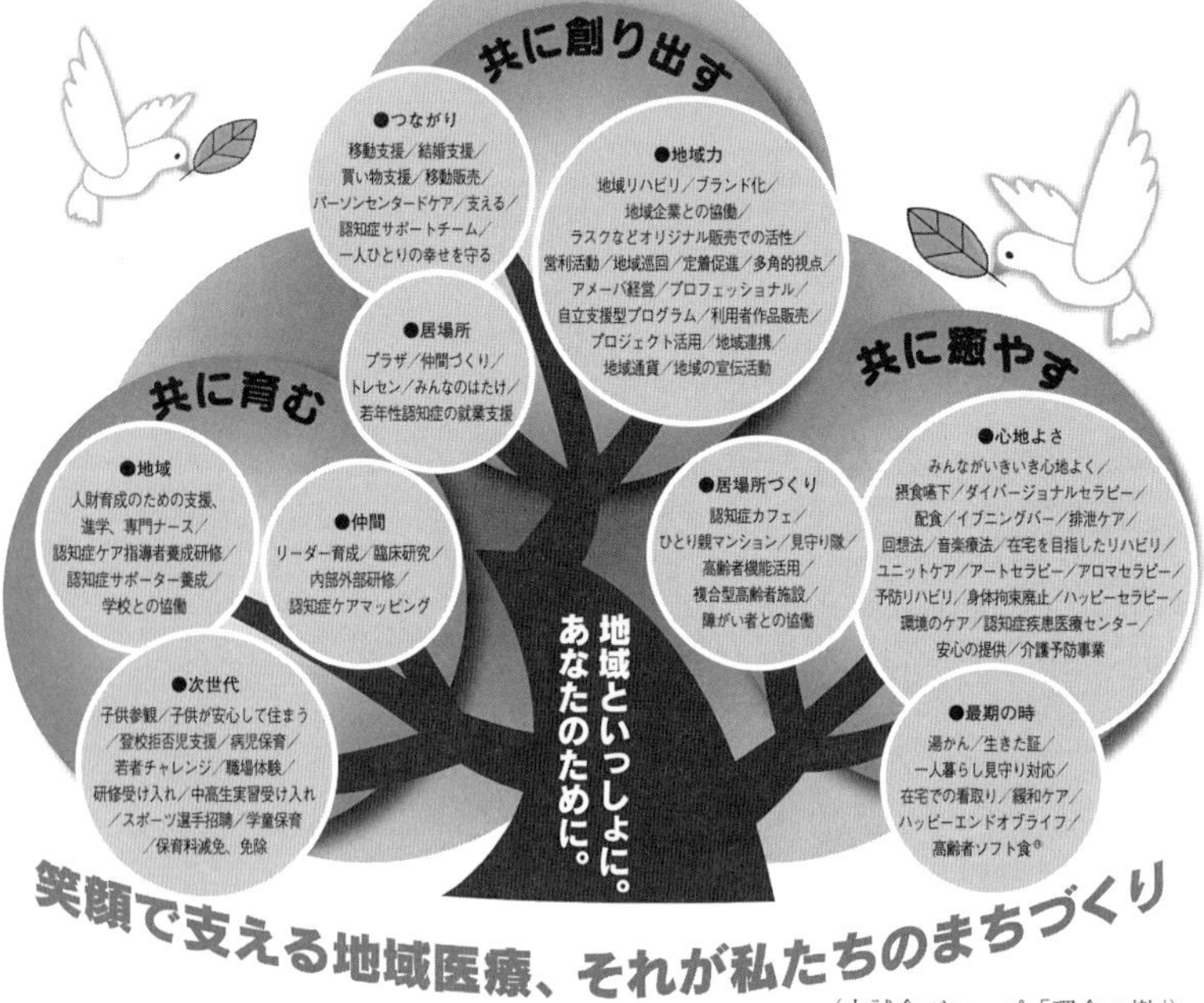
共に創り出す
●つながり
移動支援／結婚支援／
買い物支援／移動販売／
パーソンセンタードケア／支える／
認知症サポートチーム／
一人ひとりの幸せを守る
●地域力
地域リハビリ／ブランド化／
地域企業との協働／
ラスクなどオリジナル販売での活性／
営利活動／地域巡回／定着促進／多角的視点／
アメーバ経営／プロフェッショナル／
自立支援型プログラム／利用者作品販売／
プロジェクト活用／地域連携／
地域通貨／地域の宣伝活動
●居場所
プラザ／仲間づくり／
トレセン／みんなのはたけ／
若年性認知症の就業支援
共に育む
●地域
人財育成のための支援、
進学、専門ナース／
認知症ケア指導者養成研修／
認知症サポーター養成／
学校との協働
●仲間
リーダー育成／臨床研究／
内部外部研修／
認知症ケアマッピング
●次世代
子供参観／子供が安心して住まう
／登校拒否児支援／病児保育／
若者チャレンジ／職場体験／
研修受け入れ／中高生実習受け入れ
／スポーツ選手招聘／学童保育
／保育料減免、免除
共に癒やす
●居場所づくり
認知症カフェ／
ひとり親マンション／見守り隊／
高齢者機能活用／
複合型高齢者施設／
障がい者との協働
●心地よさ
みんながいきいき心地よく／
摂食嚥下／ダイバージョナルセラピー／
配食／イブニングバー／排泄ケア／
回想法／音楽療法／在宅を目指したリハビリ／
ユニットケア／アートセラピー／アロマセラピー／
予防リハビリ／身体拘束廃止／ハッピーセラピー／
環境のケア／認知症疾患医療センター／
安心の提供／介護予防事業
●最期の時
湯かん／生きた証／
一人暮らし見守り対応／
在宅での看取り／緩和ケア／
ハッピーエンドオブライフ／
高齢者ソフト食®
地域といっしょに。
あなたのために。
笑顔で支える地域医療、それが私たちのまちづくり
(大誠会グループ「理念の樹」)

が「当事者意識」をもって取り組まなければ継続は難しいし、広がりも出ないと思うのです。また、自分たちだけでまちづくりを進めていると考えることは、どこかで独善的なものに陥る可能性もあります。それは決して地域のためにはなりません。

かつてグループの理念は「地域のために。あなたのために」でした。これは私が父から理事長の座を譲られた2011年に掲げたものです。

私はかねてより父に「内田病院がなくなったら大変だと地域

の人に言われる存在にならなければ」といっていました。それだけグループの存在感を強めていかなければならないと考えていたわけです。一種の気負いだったともいえます。

それが「地域のために大誠会グループが～、あなたのために大誠会グループが～」という言い方につながったと言えます。しかしそれでは限界があることに気づき、地域の方たちとともにまちづくりを進めていくことに方針を変えたのです。

そういう考えから、2015年よりグループの理念を「地域といっしょに。あなたのために。」へと変更しました。行政、民間、個人、団体、いろんな地域の方々と手をつなぎ、連携を深めていくことで、誰もが当事者として地域のことを考えることができるとの思いが、この理念には込められています。

まちづくりの取り組みへの評価

こうした私たちの取り組みに対して、評価を与えていただく機会も増えてきました。

2020年には一般社団法人日本福祉のまちづくり学会より「第11回学会賞　市民活動賞」をいただきました。

日本福祉のまちづくり学会は、本格的な高齢社会に対応する居住環境の整備を考えるために設立されました。市民の生活基盤づくりに関係する幅広い分野の方たちが集まることで、市民生活の機会均等と生活の質の向上に向けた新たな「福祉のまちづくり」の枠組みづくり・研究開発への取り組みを目指している団体です。

同会では毎年、国内における福祉のまちづくりやバリアフリー、ユニバーサルデザインにかかる市民活動・研究活動に功績のあった個人・団体を表彰しており、私たちも選ばれたというわけです。

評価をいただいたのは「認知症があっても自分らしく生きるための包括的な支援体制」に対してです。

また、同じく2020年には私自身が「第72回保健文化賞」を受賞しました。

同賞は第一生命保険が主催し、厚生労働省・朝日新聞厚生文化事業団・NHK厚生文化事業団が後援するもので、保健衛生の分野における業績や取り組みを評価するためにつくられました。1950年に創設された歴史ある賞です。

私はその中で「病棟では身体拘束ゼロ医療・ケア、地域では認知症のある患者さん見守りネットワークや買い物支援など、認知症のある方の尊厳を守り、認知症のある方が安心して暮らせる地域づくりに貢献している」ことを評価され、賞をいただくことになりました。

そして2021年7月、アジア健康長寿イノベーション賞　自立支援部門で準大賞を受賞いたしました。日本政府によるアジア健康構想の一環として、アジアにおける健康長寿の達成、高齢者ケアの向上に資する取り組みについて表彰する「アジア健康長寿イノベーション賞2021」の自立支援部門で、当グループの「認知症の行動障害を改善し、その人らしく生きることを可能にする『大誠会スタイル』のケア」を高く評価され、国内選考では、最優秀事例の6団体の中に選んでいただき、その後アジア各国の事例と合わせた国際審査で、自立支援部門準大賞となりました。

たいへん励みになると同時に、これまでの歩みが認められたことを心から感謝し、うれしく思っています。また、法人の理念に共感し、協力してくれた職員にも改めて感謝しています。

まちづくりではなにを優先するか

まちづくりとは「自分たちの住む地域を暮らしやすいものにすること」に他なりません。

その暮らしやすさの基本は社会資本の整備にあるといえると思います。道路や上下水道、電力、鉄道、学校、公園などインフラに関わる分野で、人々が安心かつ快適に暮らせる環境を整えることです。これはもともと行政が担ってきた仕事です。

この基本に、それぞれの地域が考える暮らしやすさを積み上げていくことが特性のあるまちづくりということになります。

かつてのまちづくりは行政主導で進められることが一般的でした。地域の課題に対しては行政が対応し、解決に取り組んできたわけです。

しかし、社会や時代の変化にともなって行政だけの手ではカバーしきれない状況になってきました。課題の多様化ということもありますが、現実的な問題もあります。例えば、人口が減少すれば税収が減るため行政サービスもおのずと低下してしまいます。少子高齢化が進むことで働き手が少なくなり、社会保障費はかさんでいきます。

こうしたことから現在は行政主導ではなく、行政と市民が連携してまちづくりを進めることが主流になりつつあります。

地域によっては子育て世代が安心できる環境が暮らしやすさにつながると考えるでしょうし、高齢者に優しい環境を最重視するところもあると思います。また、大きな企業の工場を誘致して雇用の不安をなくすことを優先する地域もあれば、観光に力を入れるところもあるはずです。

今挙げた例はどれも大切なことで、どれか一つではなく並行して行われるケースが大半でしょうが、そこにはおのずと優先順位が生じます。その優先順位のつけ方に地域の特性が表れるといえます。

私たちが考える優先順位は、これまでお話ししてきたように「医療・介護・福祉」の融合であり充実です。それが地域の安心感を生みだすと考えています。

行政との連携による認知症ネットワーク

私たちは早くから行政との連携を図ってきました。それは「沼田市認知症にやさしい地域づくりネットワーク」として形になっています。

このネットワークは、地域の高齢者の暮らしと命を守ることを目的に２００５年につくられたものです。市民の協力を得て、高齢者の日常生活への見守りや行方が分からなくなった高齢者のすみやかな発見・保護、その後の生活の支援などを行っています。

例えば、高齢者の行方が分からなくなったときに備えて、沼田警察署では24時間いつでも対応できる体制を整えています。

家族や知人の方などから行方不明の通報があった場合は、すぐに関係機関や協力機関に情報を提供。その協力機関も福祉施設や商工会議所、ＪＡ、郵便局、医師会、消防団、牛乳販売店、新聞販売店、ガソリンスタンド、タクシー会社、コンビニエンスストアなど多岐にわたります。

また、地元ＦＭ局を通して地域のリスナーへの情報提供も行います。さらに、沼田市のメール会員に登録してくれた方にも、その情報が届くようになっています。

このように多くの人が一斉に行方不明者の情報を共有し、自分たちの周囲を探すという仕組みです。

このネットワークの必要性を最初に説いたのは、父・内田好司でした。

父は一人歩きによって亡くなる患者さんがいるという状況に心を痛め、一人歩きSOSネットワークを沼田市につくろうと考えたのです。私も協力しました。そこで行政や社会福祉協議会、在宅支援ネットワークの方々に働きかけていきました。

ネットワークには子どもたちにも加わってもらおうと考えました。そこで小学校において模擬捜索訓練を行ってもらうよう、市長や教育長に働きかけました。認知症への理解を深めてもらうという目的もありました。

一方で、一人歩きによって行方が分からなくなってしまう前から、認知症のある方を周囲の人たちが見守り、支えることも大切だと考え、その意識づけも行いました。

さらに、一人歩きのおそれがある方には事前に情報を登録してもらう「認知症ハイリスク登録制度」もつくりました。その情報によって、行方が分からなくなったときには早期発見・身元特定につなげるというわけです。

こうしたネットワークの運営は行政が主体となって行ったほうがスムーズになるとの考えから大誠会グループはそのサポートにまわっています。これが行政との連携による地域づくりの一例です。

病院だからこそできるまちづくり

これからのまちづくりにおいて存在感を示していかなければならないのは「病院」だと私は考えています。

人々の暮らしの根底には健康があり、その健康を守る最前線が医療です。また、たとえ病気であっても、そのなかでいかにより元気に暮らしていくか、健康な状態に近づけていけるかを示せるのも医療です。慢性期医療が分かりやすい例として挙げられます。

ただ、医療だけではすべてをカバーしきれないので、介護や福祉も必要となってきます。その連携の中心的役割を果たすのが病院ということです。

私がそう考えるのは、私自身が医師であり、私たちのグループが医療からスタートしたからだともいえます。もちろん介護からあるいは福祉からスタートするまちづくりがあってもいいと思います。大切なのは、三者の一体化です。医療・介護・福祉が一体化してトータルケア・サービスを提供できるようになると、地域に安心感が生まれます。

高齢になっても、認知症になったとしても心配はいらない。障がいをもっていても大丈夫と思え、子どもが生まれても不安なく育てられる。そういう「自分を支えてくれる環境があること、体制が整っていること」への安心感です。

さらに、その安心感をみんなで育んでいこうという働きかけも欠かせません。くり返しになりますが「当事者意識」を共有し、互いに互いを支え合いながら、自分たちのまちを自分たちで良くしていこうという姿勢をもつことです。

それによって実現できるのは、一人ひとりが役割をもつ社会です。役割があるということは、地域に自分の「居場所」があるということです。一人ぼっちではないということです。

人とのつながりがあり、存在価値を肯定されれば、それは生きがいへと昇華していきます。

地域が自分を必要としてくれていることを実感できると、おのずと地域を愛するようになるのではないでしょうか？　そういう方が増えていくことで、まちづくりはますますいい方向へと進んでいくと私は確信しています。

その意味では、まちづくりは人づくりにも通じるものです。

全国には沼田市のように、少子高齢化がもたらす課題に直面している自治体はたくさんあります。その課題にどう取り組んでいけばいいかと悩んでいる関係者も少なくないはずです。地域包括ケアシステムの構築が思うように進まないところもあるのではないかと思います。

そういう課題に手をこまねいている関係者のみなさんに私たちが助言をするとしたら「病院を中心としたまちづくりを進めてみてはどうでしょうか？」ということです。

従来のまちづくりは産業の活性化や商店街の復興、景観の整備、観光の振興といったものが多かったといえます。もちろんそれらが大切なことは否定しませんが、健康に暮らせるという安心感がなければ地域の魅力が半減するのもまた事実だと思います。

安心して暮らせるのであれば、進学などでいったんまちを離れた若者も戻ってきます。また、他の地域から魅力を感じて移ってくる方たちの増加にも期待ができます。

病院を中心とした、医療・介護・福祉の一体化によるまちづくりはありそうでなかった発想です。私たちの取り組みはまだまだ道半ばですが、それでも着実に成果を生み出してきたという自信があります。ぜひ、その発想を取り入れて地域づくりに反映させていただければ、と願っています。

私たち自身も地域の安心を視野に入れながら、いろんなことに取り組んでいきたいと考えています。日本国内のさまざまな地域に暮らしの安心感が生まれれば、それは日本という国そのものが暮らしやすくなるということを意味します。

もし、それが実現できたとしたら、とてもすてきなことだと思うのです。

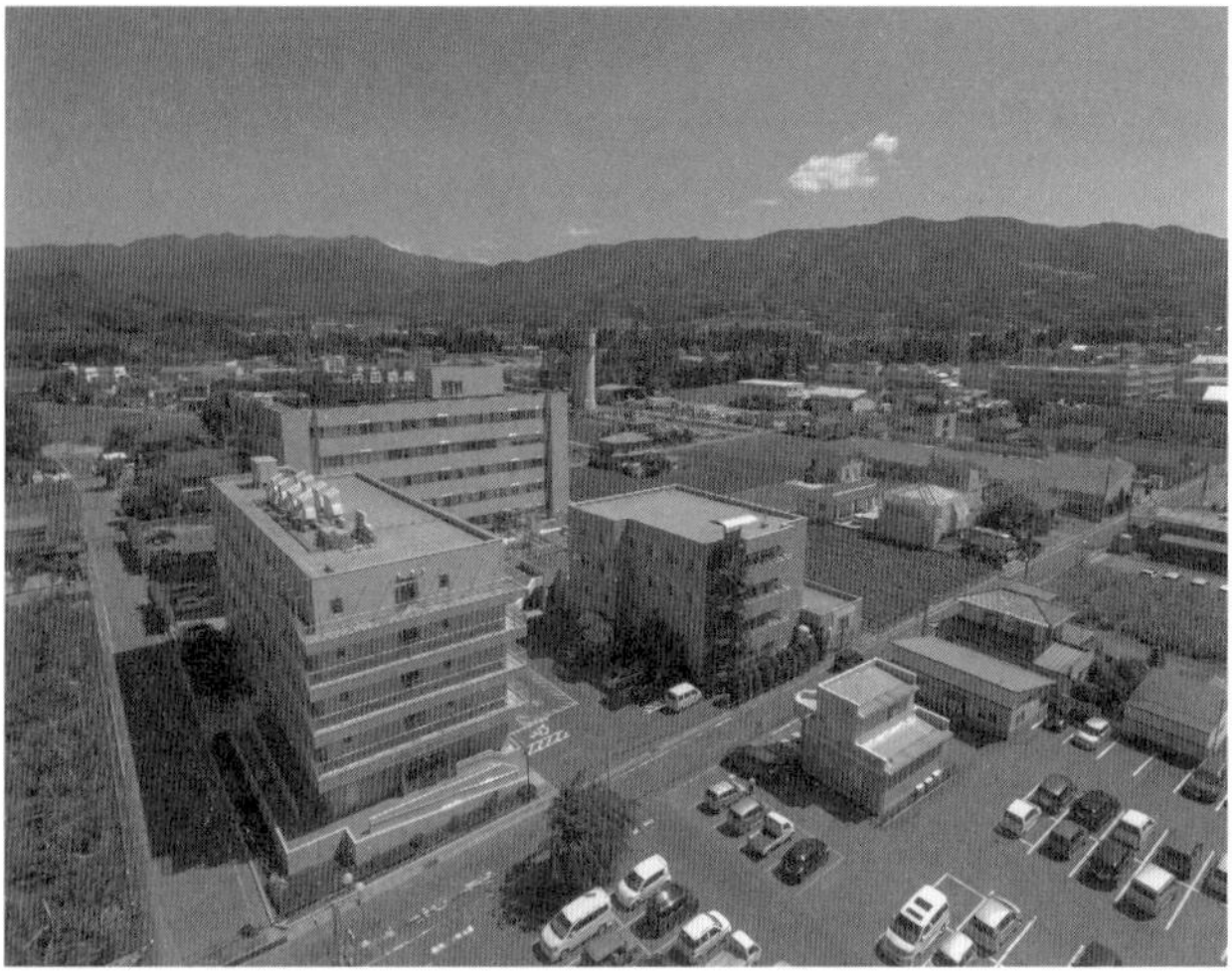

医療法人大誠会全景

おわりに

2020年1月に端を発した新型コロナウイルスの感染拡大は世界中に大きな混乱を招きました。世界のあらゆる人が、その影響からは逃れられなかったといっても過言ではありません。

2021年になっても、終息の見通しはたっていない状況です。

日本ももちろん例外ではなく、東京オリンピックの延期や度重なる緊急事態宣言の発令、経済の停滞、医療崩壊の危機など社会にさまざまなインパクトを与えています。新型コロナウイルスによって人々の意識や生活様式、働き方は大きく変わらざるを得ませんでした。

そのなかでも多くの方が不安を抱いたのは医療崩壊の危機だったかと思います。

医療崩壊とは本来あるべき医療ができなくなることで、地域社会に深刻な影響を与えます。特に高齢者の多い地域においては、その影響は大きくなります。これは介護や福祉に関しても同じです。

それまでは当たり前のように受けられていた医療・介護・福祉のサービスに制限がかけられることに対する不安は決して小さいものではないはずです。その不安を少しでも軽減するように私たち関係者は努力をしなければなりません。

同時に、医療・介護・福祉が地域に果たす役割の大きさを再認識するきっかけとしてとらえたいものです。「地域の安心の担い手」として、関係者はさらに強い自覚をもつようになれば、とも思います。それは地域社会からの信頼や期待に今後も応えていくものだともいえます。

新型コロナウイルスは多くの医療従事者（福祉・介護も含めて）にとって「試練」になっています。それは大誠会グループでも同じです。

ただ、試練は時として「結束」を強める働きもします。私たちも一丸となってこの難局に立ち向かい、さらに地域との結びつきを強めようとしているところです。

何年かのち「あの頃は大変だったけど、みんなで頑張ったよね」と笑顔で言えるようになると私自身は確信しています。

大誠会グループは、内田外科医院時代から数えて今年で45周年を迎えました。その半世紀近い歩みの中ではいろんなことがありましたが、今もこうして歴史を刻み続けています。これからも、その歩みが止まることはありません。

大誠会グループが大切にしているもの、それは「笑顔」です。

大好きなふるさとにたくさんの笑顔を咲かせるために、私たちはこれからも歩み続けます。

田中志子（たなか ゆきこ）

医療法人大誠会 理事長

1966年、群馬県沼田市出身。医学博士。1991年、帝京大学医学部を卒業し、群馬大学附属病院第一内科（当時）に入局。1995年に父親が理事長を務める医療法人大誠会・内田病院に就職する。働きながら3人の子どもを育て、2009年群馬大学大学院医学系研究科を修了。2011年、同グループの理事長に就任。「地域といっしょに。あなたのために。」をグループ理念とし、地域包括ケアシステムを沼田市で展開している。病院だけでなく、認知症のある患者の「身体拘束ゼロ」をメッセージに掲げた介護老人保健施設、特別養護老人ホーム、グループホームなどの運営、障がい者施設と商業施設を組み合わせた共生型施設の開設、移動型コンビニ事業の展開など、幅広く地域のために活動。医師として初めて認知症介護指導者の資格を得る。現在、沼田利根医師会理事、日本慢性期医療協会常任理事、地域包括ケア病棟協会理事、日本リハビリテーション病院・施設協会常務理事、全国老人保健施設協会常務理事等を務める。2020年「第72回保健文化賞」（第一生命保険株式会社）を受賞。

本書についての
ご意見・ご感想はコチラ

ふるさとの笑顔が、咲き始める場所

地域包括ケアシステムを実践する、とある病院のチャレンジ

2021年9月30日　第1刷発行

著　者　　田中志子
発行人　　久保田貴幸

発行元　　株式会社 幻冬舎メディアコンサルティング
〒151-0051　東京都渋谷区千駄ヶ谷4-9-7
電話　03-5411-6440（編集）

発売元　　株式会社 幻冬舎
〒151-0051　東京都渋谷区千駄ヶ谷4-9-7
電話　03-5411-6222（営業）

印刷・製本　瞬報社写真印刷株式会社
装　丁　　田口美希
装　画　　町田帆奈美

検印廃止

Printed in Japan
ISBN 978-4-344-93436-8 C0047
幻冬舎メディアコンサルティングＨＰ
http://www.gentosha-mc.com/